血流を
増やせば
健康になる

体のすみずみまで
たっぷり血液が行きわたる健康法

了徳寺健二・著

順天堂大学医学部名誉教授
奥村 康・監修

アスコム

血流をアップすれば、
体の不調の殆んどが改善します！

はじめに

なかなか治らない
しつこい病気や、体の不調を抱えていませんか？

めまい、冷え性、食欲不振、胃もたれ、便秘、下痢、耳鳴り、慢性痛……。
それらのつらい症状で、体調がすぐれないこともあれば、
糖尿病や高血圧といった持病で苦しんでいる人もいるでしょう。
近年では、不眠やアレルギーに悩んでいる方も多いと聞きます。

そんな問題を、簡単に解決する方法があります。
それは「血流」をアップすること。

「血流」をアップするだけで、こんな効果が期待できます。

・肌がツヤツヤになり、若々しくなる
・全身の細胞が活性化し、内臓の機能が向上する
・脳内血流が高まることで、気分が良くなり朗らかになる
・血圧が下がり、体調が良くなる
・ドロドロの血液がサラサラになる
・体の冷えが改善され、よく眠れるようになる
・インスリンの機能が向上して糖尿病の症状が改善する
・腸管蠕動《ぜんどう》運動が活発になり、便秘が解消する

しかも、これらは「血流」のアップによって期待できる効果のほんの一部です。

「血流」アップで病気や体調が良くなる理由

「血流」が良くなるだけで、なぜこんなに効果が出るのでしょうか。

その理由は、病気や体の不調が起きるメカニズムに「血流」が大きく関係しているからです。

そもそも「血流」とは、「血液の流れ」を意味します。

「血流」をアップするということは、
血液の流れを良くすることに他なりません。

血液は栄養や酸素を運ぶ役割があります。

血液が体のすみずみまでスムーズに届く、
つまり、「血流」が保たれてこそ、
私たちは健康でいきいきとした生活が送れるのです。

「血流」が悪くなると、血液が栄養や酸素をうまく運べなくなります。
すると、私たちの体の機能が十分に働かなくなります。
体を守る為の免疫機能が低下し、病気への抵抗力が失われます。

こうして、様々な体の不調が引き起こされてしまうのです。

「血流」が良くなれば、体のすみずみまで、まんべんなく、たっぷりと血液が行き渡るようになります。

人の体にもともと備わっている免疫機能が、十分に力を発揮できるようになります。その結果、殆んどの病気や体の不調が改善します。

「冷えは万病の元」ということわざがあります。

この言葉は「血流」の大切さをズバリ表しています。
なぜなら、「血流」が悪くなり、血液が体の末端まで行き渡らなくなるときに、「冷え」が起きるからです。

もしも「冷え」を感じたら、
それはあなたの「血流」が滞っている証拠です。
もしも「冷え」が改善されたら、
それはあなたの「血流」がアップした証拠です。
「血流」がアップすれば、「万病の元」が解消されたことになります。

「ストレスフリー療法」で簡単に「血流」アップ！

普段の生活の中で、どうすれば「血流」が悪くなってしまうのか、あるいは、どうすれば「血流」がアップするのか、その理由を知りたいですよね。

環境、食生活、ストレス、運動量など、血流に影響を与える要素は様々です。ですから、「これが原因で血流が上がった（下がった）」とは一概には言えません。

しかし、「こうすれば血流が上がる」と言える方法はあります。

世の中では、「血流」を上げる為の
様々な治療法や健康法が知られています。

「血行を良くする」「血の巡りを良くする」
といった効果をうたっている治療法や健康法もあります。
それらは結局、「血流」をアップするのと同じ意味です。

この本では、世の中に知られているどんな方法よりも簡単で、
かつ効果的に「血流」を上げる方法を紹介しています。
それは、私が発見した「ツボ」を温熱刺激する「ストレスフリー療法」です。
ストレスフリー療法は、専用の機器を使って受けることができますが、
ご自身で「血流」アップのツボを押すことでも実践できます。

この本では、「血流」アップに効果がある12個のツボを紹介しています。

そのうちの2個は、お腹と脛にあります。
それぞれ、従来の東洋医学で知られている有名なツボです。

残りの10個のツボは私が独自に発見したものです。

以上、計12個のツボの中で、特に重要なものが
足裏にある「究極のツボ」です。

ストレスフリー療法では、お腹、脛、両足にある「究極のツボ」の、
計4つのツボを刺激していきます。

「究極のツボ」は体の様々なツボの中で、
全身の血流アップに最も効果が高いものです。

その他のツボにもそれぞれ特徴があります。
Ｐ17からのカラーページで詳しい部位と効能を記していますので、
ご自身の症状に合わせて刺激してみてください。

中でも、皆さんにぜひ知っていただきたいのが、
２０１７年に新たに発見した「若返りのツボ」です。
「若返りのツボ」はその名のとおり、体を若返らせる効果があります。

「若返りのツボ」は、特に眼底血流を著しく増加させ
さらに頭部への血流を大幅に増加させます。
そのことによって視力改善や育毛作用、肌ツヤの改善、
認知症やうつ病などを治す力を発揮します。

皆さん、ぜひこれらのツボを刺激してみてください。

なんと平均して2倍以上、血流がアップする効果があります。
この効果は、測定データによって科学的に実証されているものです。

しかも、毎日たった1分ほど刺激するだけで、効果が出てきます。

ストレスフリー療法専用の機器を使うともっと高い効果がありますが

ご自分でツボを押しても、大幅に血流をアップさせることができます。

ご自身の生活に合わせて、無理なく少しずつ続けてみましょう。

すると、長年悩まされてきた体の不調やしつこい持病は、いつのまにか快方に向かっていくことでしょう。

体の不調のない、若々しい心身を手に入れられるはずです。


「血流を増やせば健康になる」


ぜひ皆さんにも、この真理を体感してほしいと願っています。

健康長寿への答えは、この本にあります。

自宅で
実践!

血流を増やす
12のツボの
見つけ方&押し方
ポイント解説!

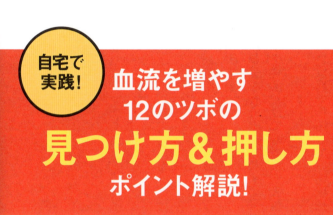

血流アップは、指圧でも簡単にできます!

ストレスフリー療法は、指で押しても大丈夫!

この本では、「ストレスフリー療法」が健康に与える影響について解説していきます。

ひょっとしたら読者のみなさんは、「ストレスフリー療法は専用の機器を使ったり、クリニックに通ったりしないといけないの?ちょっと面倒かも……」と思われるかもしれませんね。

でも、大丈夫です!

専用の機器を使うと指で押すよりはるかに大きな効果がありますが、指でツボを押すだけでも血流が大幅に増えることが確認されているのです!

こまめに家庭で指圧して、健康長寿を目指しましょう!

1回の指圧は、心地よい強さで1分間！

厳密さより、気持ちよさを優先しましょう

指圧するときは、自分が心地よいと感じる強さで1分間程度押せば大丈夫です。

何回繰り返さなければならないとか、必ず何秒以上押す必要があるといった決まりもありません。これから紹介する12個のツボを指圧すれば、どのツボを押しても血流がアップします。

専用機器を使ったストレスフリー療法では、お腹のツボ、脛のツボ、両足裏の「究極のツボ」の4カ所を同時に刺激します。ご自宅での指圧も、まずはこの4カ所を中心に、「若返りのツボ」など10カ所の興味のあるツボを選んで押してみましょう！

ツボの見つけ方

指先の感覚で、目当てのツボを見つけよう!

体に不調があると、関連するツボが反応します

ツボは目で見るだけでは場所がわからないことが多いです。でも慣れてくると特定できるようになります。皮膚がくぼんでいるところや、柔らかく凹んでいるところがツボの位置です。

P22より血流がアップする12個のツボを紹介します。まずはイラストを参考にだいたいの位置を押してみてください。また、左ページのように、指の幅によって大まかな位置を特定する方法もあります（指寸法）。

体に不調があると、それに関連したツボが反応するので一つの目安としてください。頭で考えるよりは、指で感じることが大切です。それができれば、簡単にツボを見つけられるようになります。

指寸法でツボの大まかな位置がわかります

人によって指の形も
太さも違いますから、
あくまで目安です

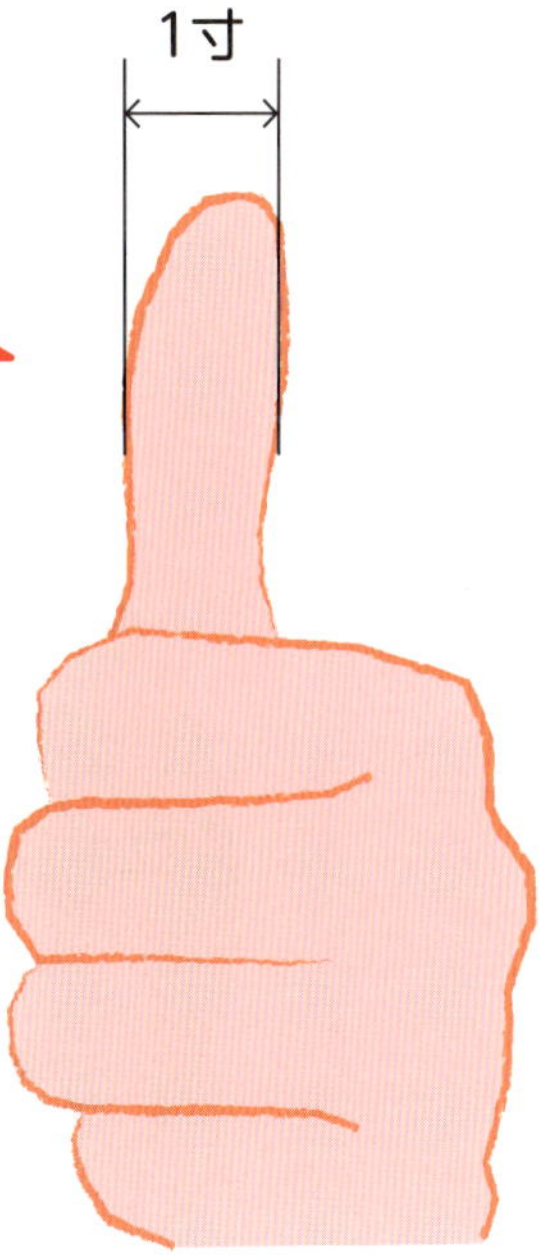

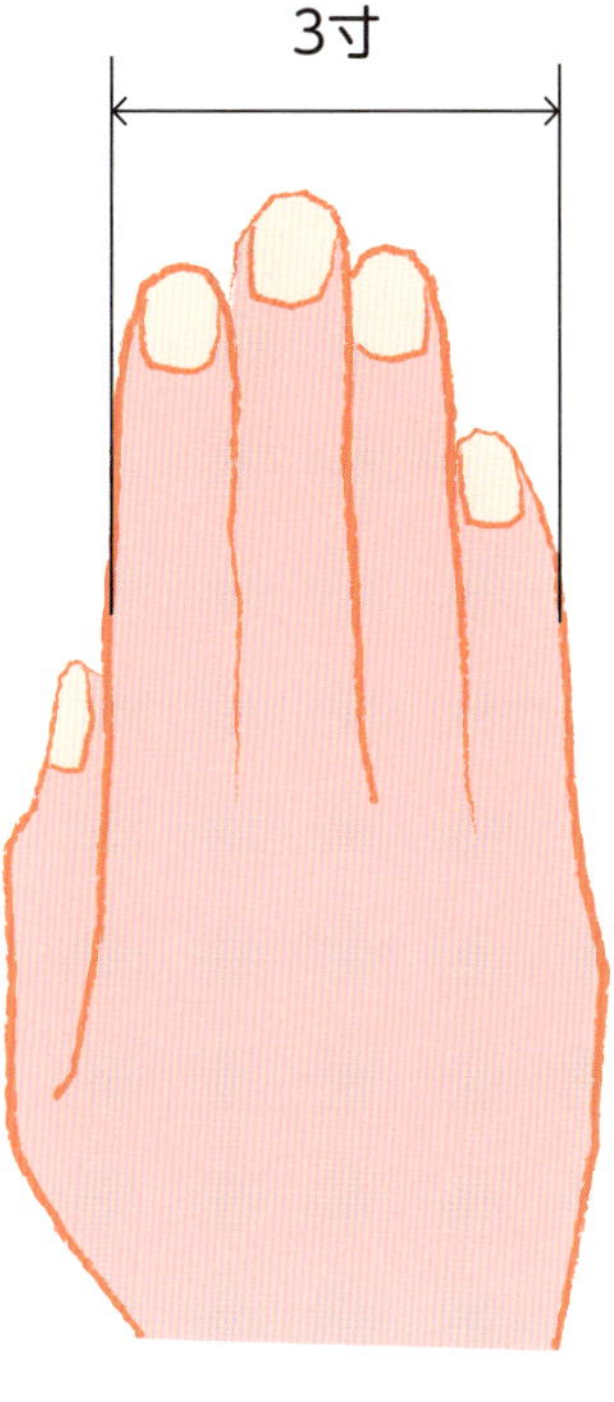

たとえば「眉間から
３寸上のツボ」を見
つけたいとき、これ
でだいたいの位置が
わかりますね

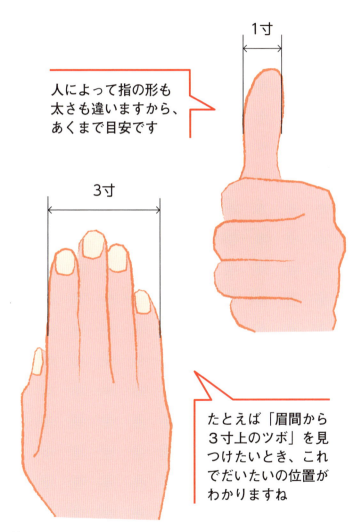

12のツボ
その①②③
若返りのツボ

細胞が若返る、すごいツボを新発見！

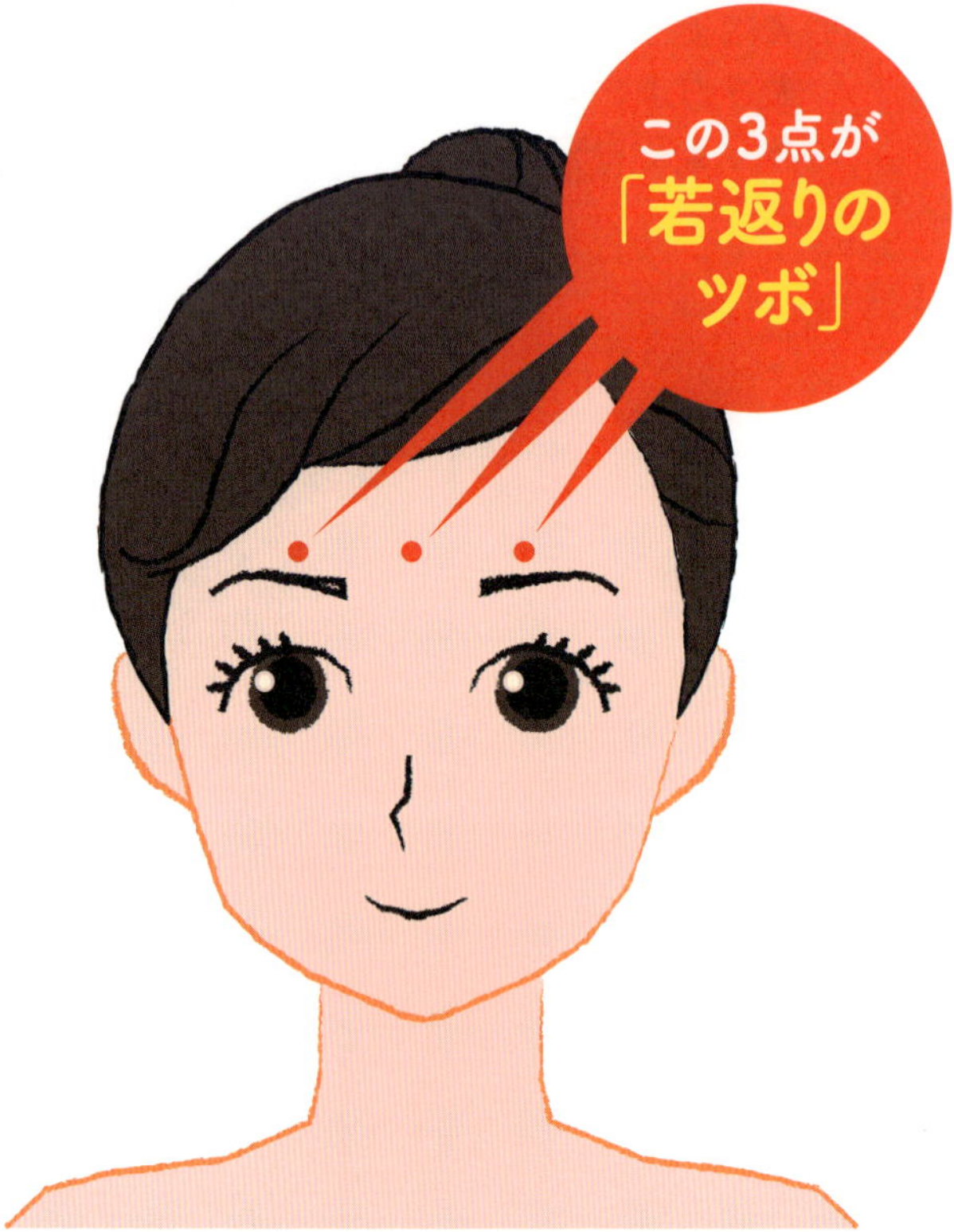

脳内血流も大幅アップ！

効能

３点を同時に刺激することで、視力が大幅に改善することが判明しました。さらに、頭頂部の髪、足の小指の爪が再生することもわかっています。

これらの効能はすべて、眼底血流の大幅な増加によって実現します。眼底血流の増加は高精度の測定装置によっても立証されています。

「若返りのツボ」の刺激によって眼底血流を増やせば、古《いにしえ》から人々が探し求めていた不老長寿、若返りの夢が実現するでしょう。

場所

「眉間にあるツボ」

眉間（左右の眉毛の結んだ線上）よりも、少し上に位置します。額から眉間にかけて、顔の中央を指でなぞっていくと、わずかに凹んだ場所がわかるでしょう。そこです。

「眼窩上孔のツボ」

頭蓋骨の眼球が収まっている穴（眼窩）のやや上の部分にあります。眉毛の上あたりを指でなぞっていき、骨が少し凹んでひっかかる場所です。左右に一つずつあります。

12のツボ
その④
究極の
ツボ

全身のすみずみまで血流増加!

免疫力が
最高に向上する万能ツボ!

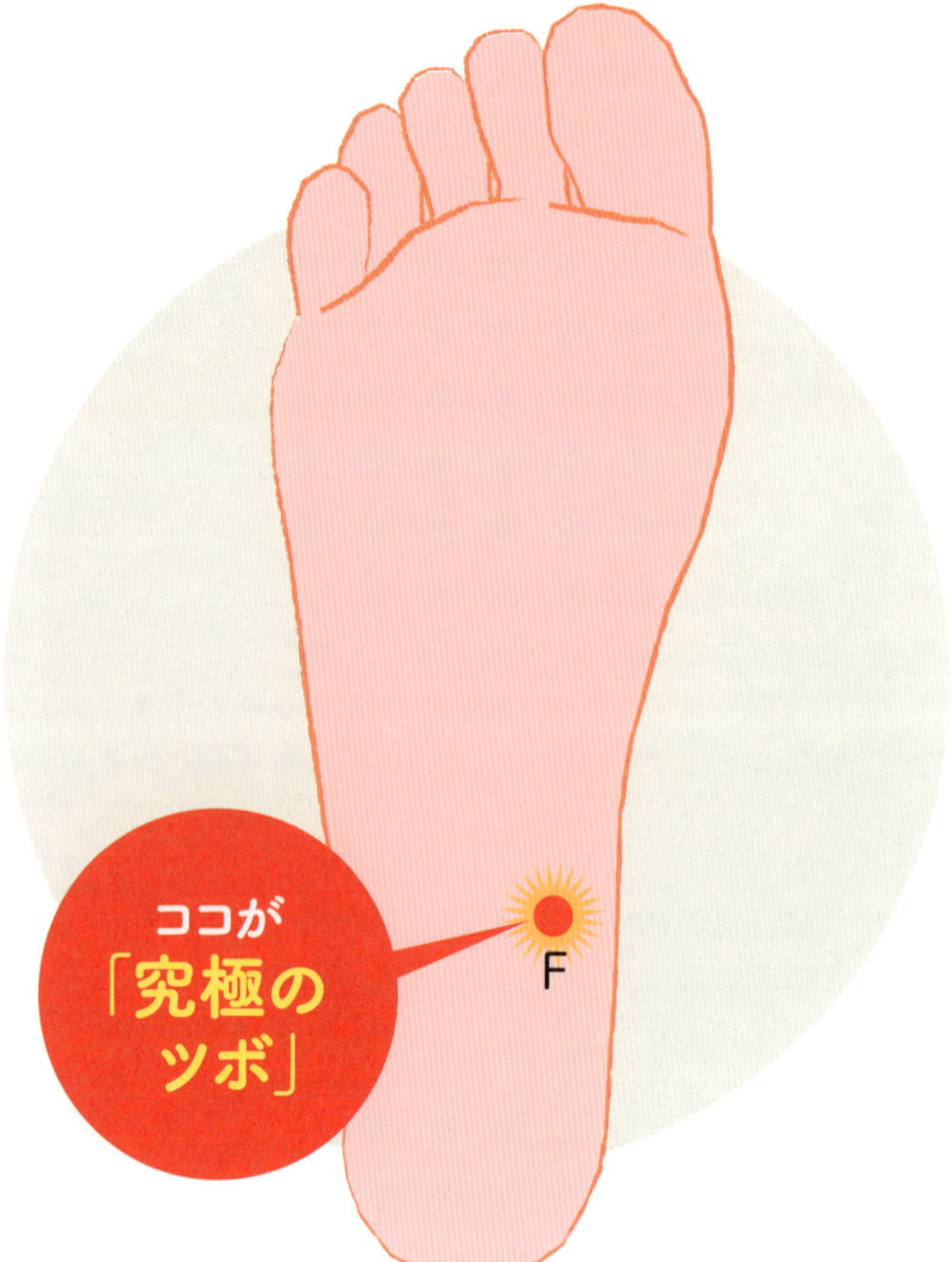

迷ったときは、
「究極のツボ」を押しましょう!
どんな不調にも効果的です!

効能

足裏にはA～Gの7つのツボがあります。その中のF点に該当し、「万能点」とも言えるツボが、この「究極のツボ」です。ツボによってそれぞれ効能は違いますが、このツボは血流を増やす効果が最も大きいことで知られています。血流が増えれば免疫力が向上しますから、まさに万病に効くツボと言えるでしょう。特に「冷え性」で悩んでいる方は、とにかくこの「究極のツボ」を継続的に刺激することをおすすめします。ほかにも生活習慣病をはじめ、癌、リウマチ、うつ病、認知症など幅広い効果があります。

場所

足の親指と人差し指の間から後ろ方向にまっすぐ伸ばした線と、内くるぶしの中央から伸ばした線が交わる位置。

12のツボ
その⑤
お腹のツボ

ストレスフリー療法で使うツボ

糖尿病を改善!

効能

胃の不調や糖尿病を改善し、子宮や内臓の位置異常を治します。

場所

胸骨剣状突起（肋骨の枝分かれするところ）とへその中間にあります。
東洋医学では「中脘《ちゅうかん》」と呼ばれるツボです。

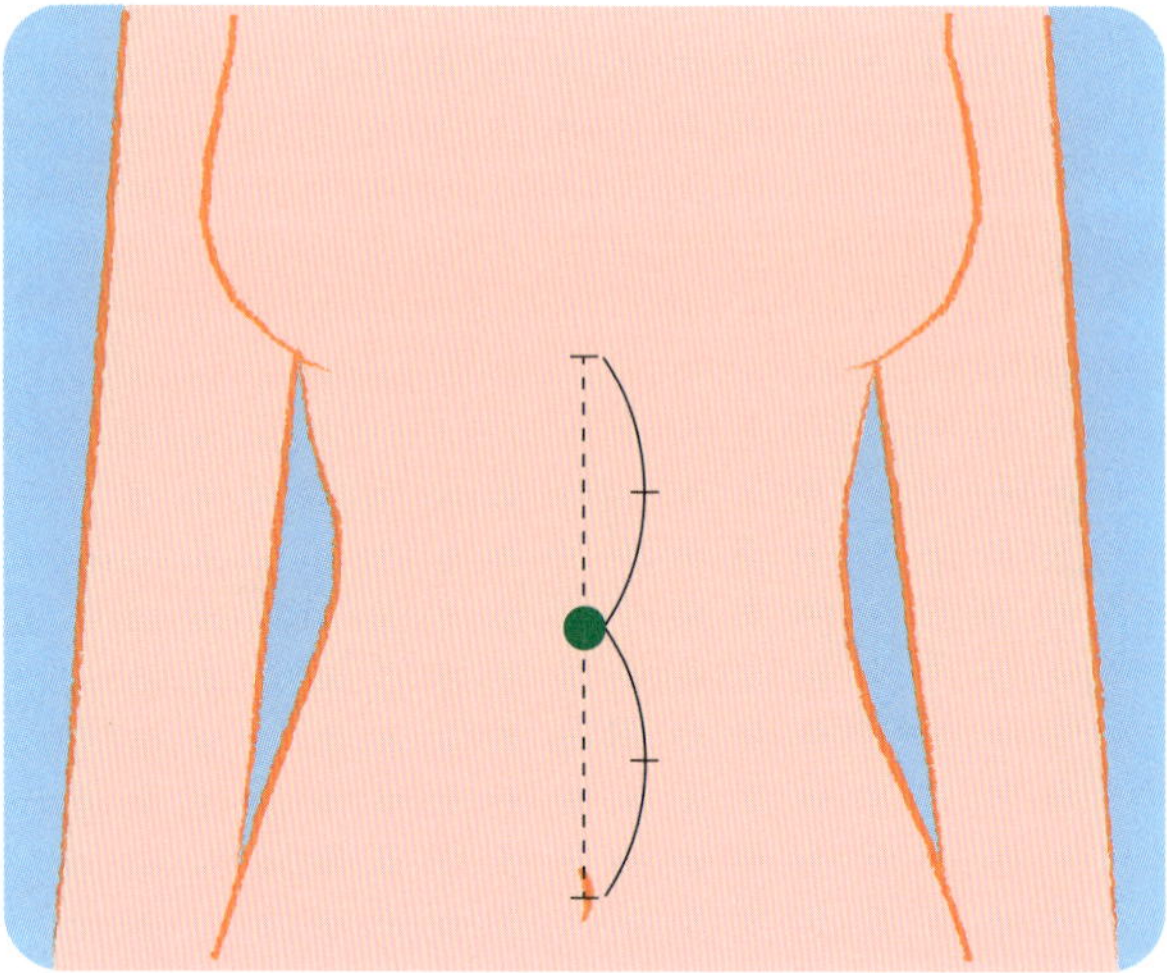

12のツボ
その⑥
腟のツボ

ストレスフリー療法で使うツボ

消化器系疾患に効果!

効能

胃炎や胃下垂といった消化器系疾患に効果があります。また、中風、座骨神経痛、蓄膿症などにも効果があります。

場所

昔から「足の三里」と呼ばれている、非常に有名なツボです。
脛骨粗面（脛の骨から膝に向かって指で表面をなぞっていくと、自然に止まる場所）と「陽陵泉」というツボ（膝のやや下にある骨のでっぱりから1寸ほど下）の2点を結ぶ中間点。

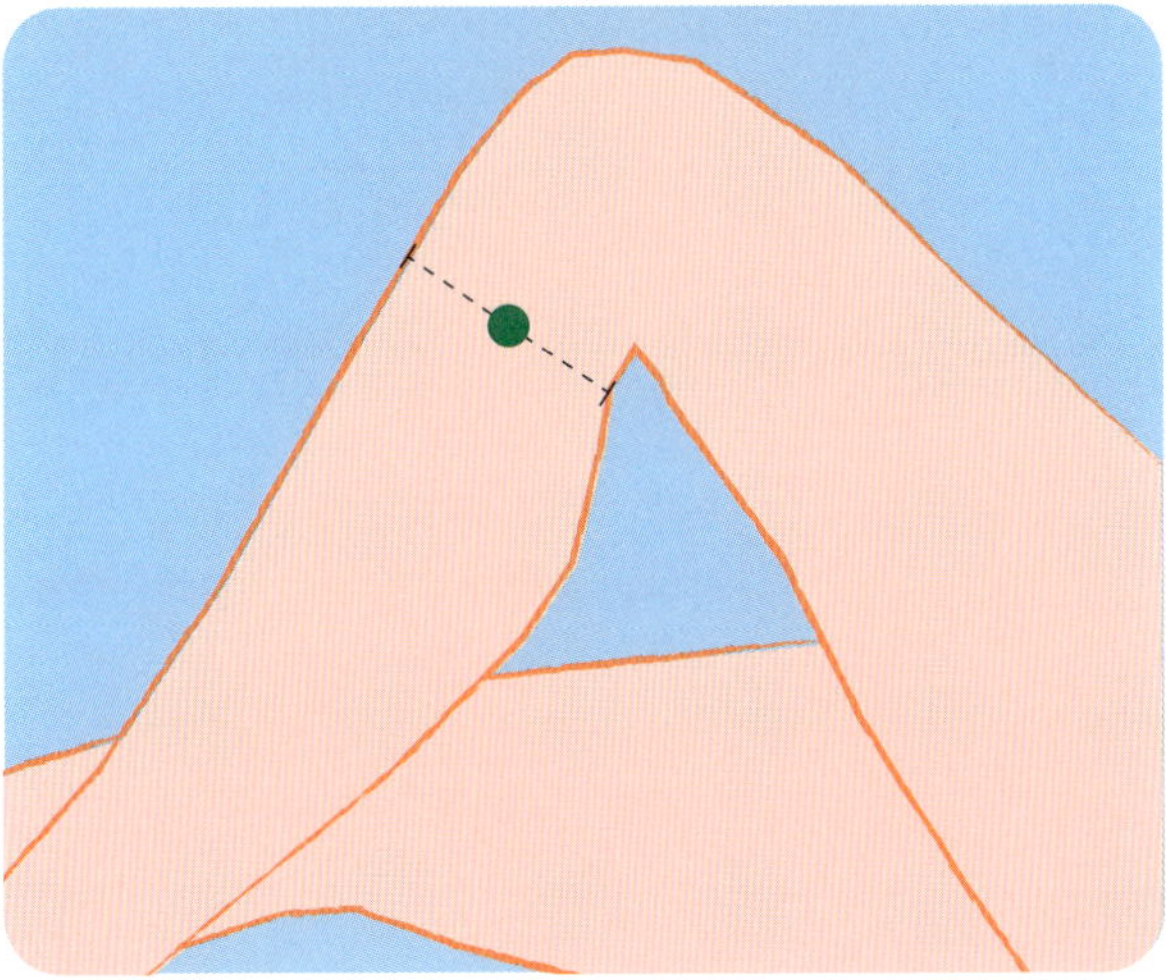

12のツボ
その⑦～⑫
足裏のツボ

さらに血流を増やしたい方へ

個性的な
6つの足ツボを紹介！

著者が独自に発見した足裏の7つのツボは、
AからGまでのアルファベットで呼びます。
F点は既に紹介した「究極のツボ」です。
それ以外の6点のツボを、左のページで解説します。

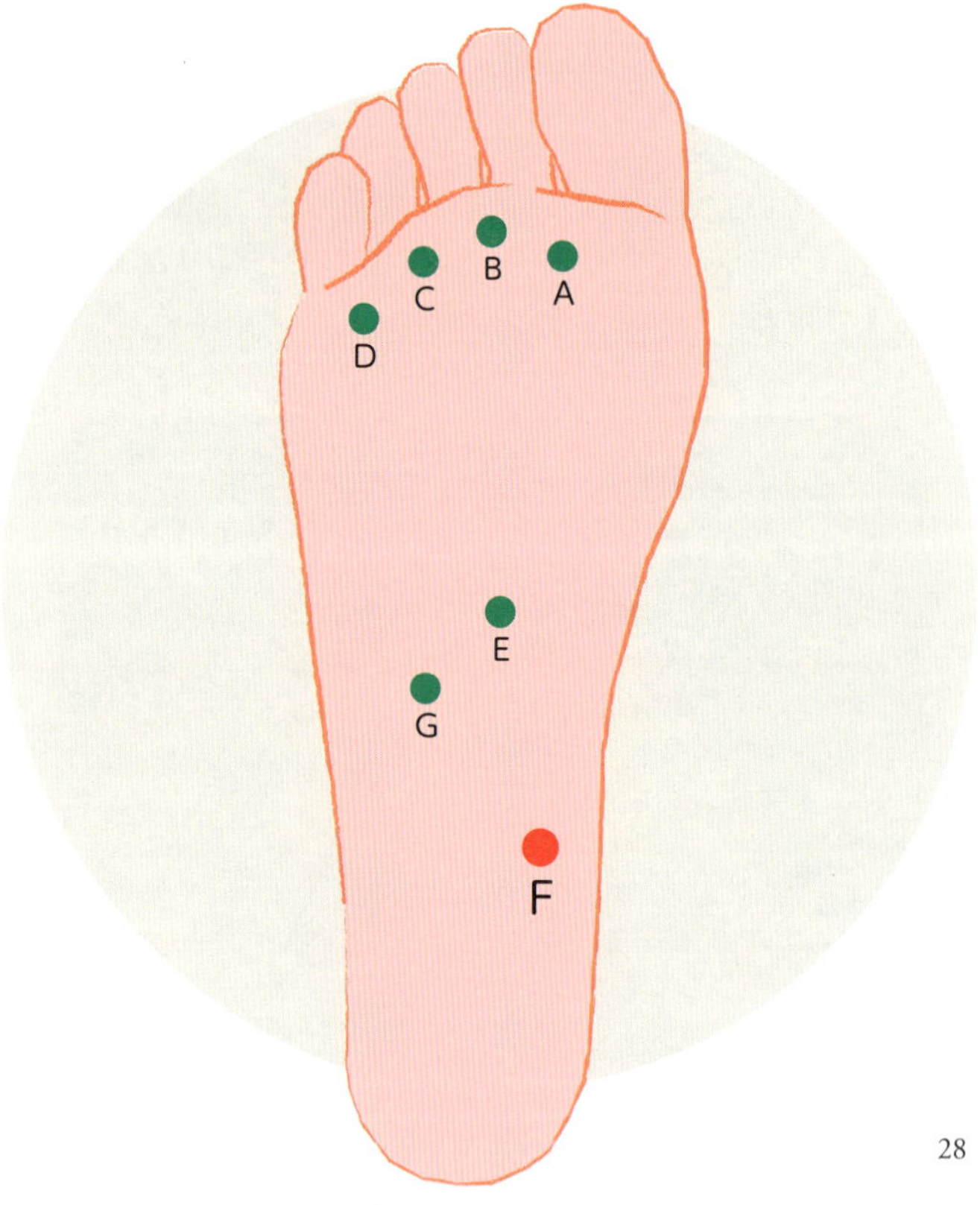

あなたの体の不調に合った気になるツボを押してみよう!

効能別、足裏のツボを紹介！

Aのツボ

効能　肝機能を改善します。血流が大幅に増えます。

場所　足の親指と人差し指の間から、後ろ側に約１寸の位置。

Bのツボ

効能　インスリン抵抗性が改善し、高脂血症に有効です。もちろん血流も大幅に増えます。

場所　人差し指と中指の間から、後ろ側に約１寸の位置。

Cのツボ

効能　レプチン（食欲を抑制するホルモン）の分泌を促進します。結果として、肥満に大きな効果があります。

場所　中指と薬指の間から、後ろ側に約１寸の位置。

Dのツボ

効能　血流を改善し、体温を上昇させます。特に「深部体温」をアップする効果があります。

場所　薬指と小指の間から、後ろ側に約1寸の位置。

Eのツボ

効能　脳内の血流が大幅に増加します。精神疾患や不眠症などに有効です。

場所　B点から、後ろ側に約3寸の位置。足の裏のほぼ中央。（東洋医学のツボ「湧泉」と近い場所ですが、別のツボです）。

Fのツボ

「究極のツボ」です。詳しくはp.24～25を参照してください。

Gのツボ

効能　ストレスの低減に効果的。末梢の血管の血流が大幅に増えます。

場所　C点から、後ろ側に約5寸の位置。足の裏の中央より、やや外側にあります。

オススメ
指圧法
❶

「究極のツボ」と「脛のツボ」の同時押し!

床に座り、右足の膝のあたりに
左足のかかとを乗せます。
右手で左足裏の「究極のツボ」を、
左手で左足の「脛のツボ（足の三里)」を押します。
これは左足のツボを押すケースですが、
右足のツボを押すときは左右逆にしてください。

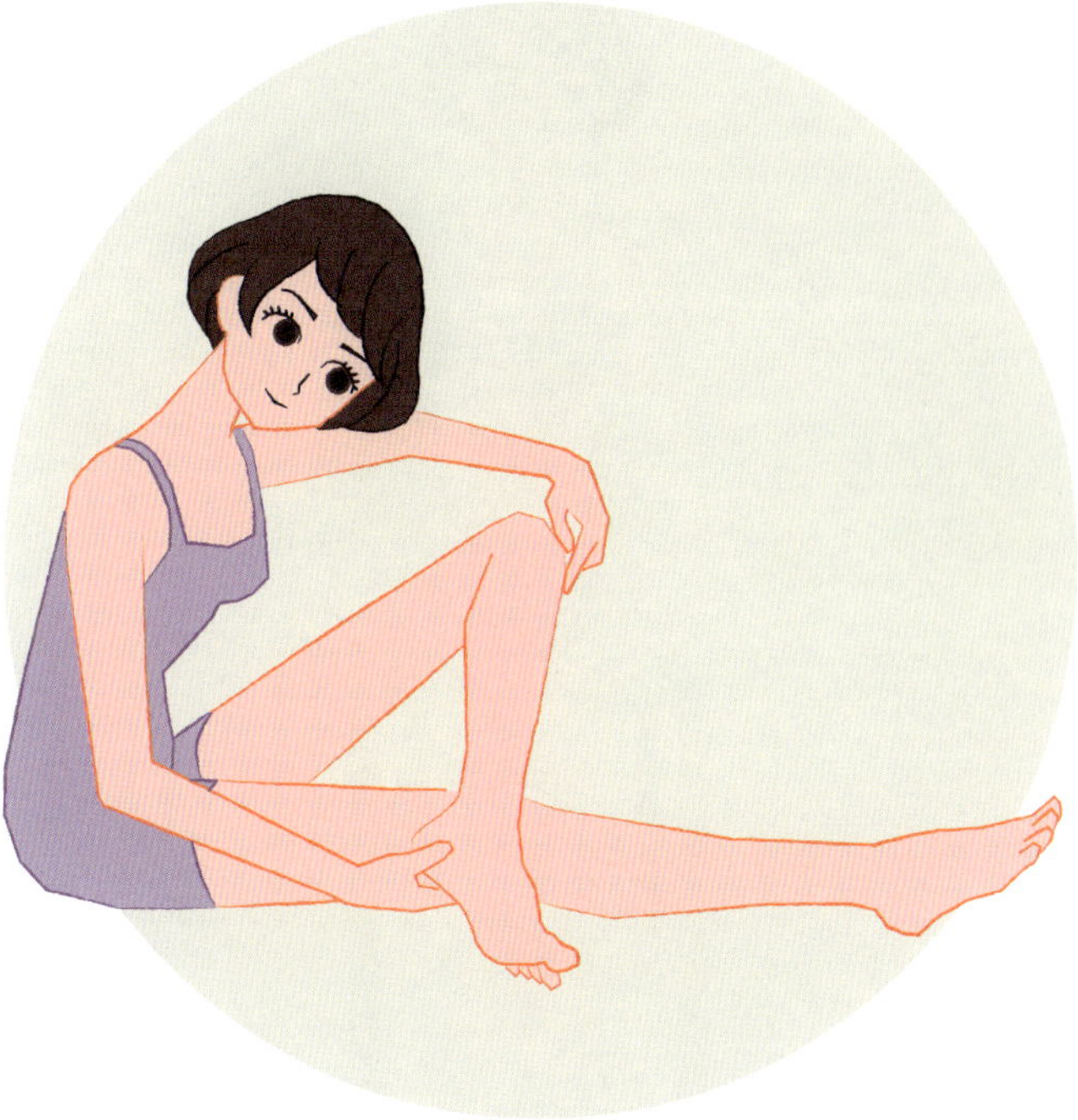

オススメ
指圧法
❷

「究極のツボ」と「お腹のツボ」の同時押し！

イスに座り、左足の膝のあたりに右足を乗せます。
右手で右足裏の「究極のツボ」を、
左手の人差し指で
「お腹のツボ（中脘）」を押します。
イスに座ったほうが「究極のツボ」を
押しやすいのでオススメです。

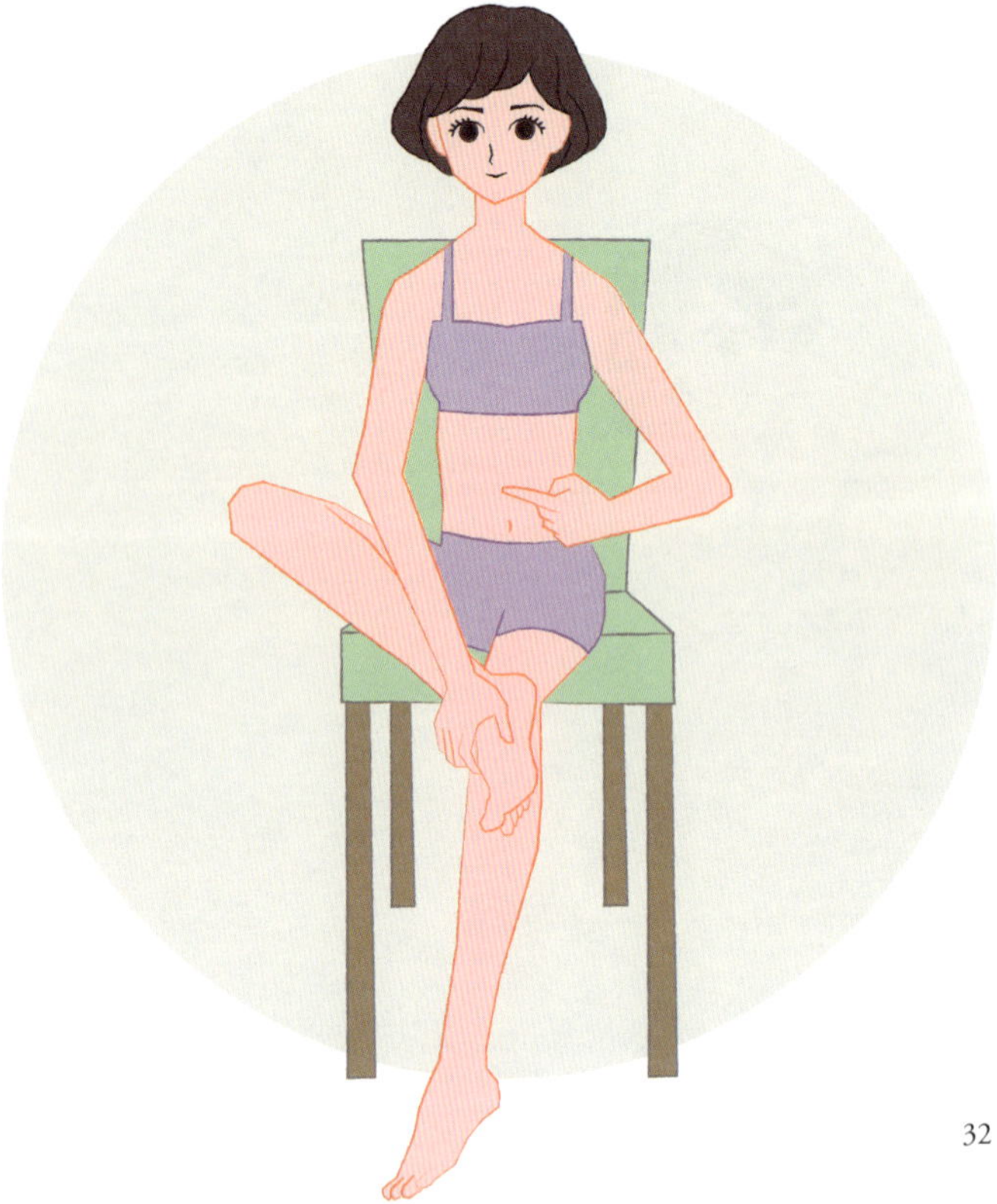

第2章 「若返りのツボ」を見つけた！

第3章

血流の正体と驚くべき効能

第4章

悩んでいた症状が改善しました！

第1章

ストレスフリー療法で健康になる！

「ストレスフリー療法」でストレスがなくなった！

人は生きているかぎり、様々な病気にかかります。

一度も病気にかからず、健康なままで人生をまっとうできる人はいないと言ってよいでしょう。

「ストレスをなくせば、殆んどの病気が治る」

これが、本書で言いたいことの根幹です。

ただ、こう言っても、なかなか信じてもらえないかもしれません。

なぜなら、一口に「病気」といってもたくさんの種類があるからです。

外部からのウイルスや細菌に感染して病気になることもあれば、生活習慣などの理由から内臓の調子が悪くなることもあるでしょう。癌などは、特別な理由がなかったとしても、確率論的に誰もがかかってしまう可能性があります。

そうした様々な病気が、「ストレス」というたった一つのキーワードですべて解決する。「そんな都合のよい話が本当にあるのだろうか？」

そう疑問に感じるのは当然です。


少し乱暴な例えですが、人の体を自動車と考えてみましょう。

自動車は、様々な理由で故障しますが、専門の修理工場に持ち込めば、どんな故障でも（廃車でない限りは）修理してもらえます。「今回はエンジンの故障だから、エンジン専門の工場にお願いしよう」とか「ブレーキの調子が悪いから、ブレーキ専門の工場に持ち込もう」といった話にはなりません。

人の体には「免疫」という仕組みが存在します。これは、誰もが自分専用の修理工場を体の内部に備えているようなものです。生物が長い進化の中で獲得した、自力で病気を治す為のメカニズムが免疫なのです。

病院で処方してもらった薬を飲んだら病気が治った。あるいは、病院で手術をしたら病気が治った。

皆さんにもそうした経験はあるでしょう。でも、薬が病気を治したわけでもなければ、医師が病気を治したわけでもありません。あくまであなた自身の「免疫」が病気を治しているのです。薬や医師は、その手助けをするだけと言ってよいでしょう。

では、もしも免疫の力（「免疫力」と言います）が低下すると、どうなるでしょう?

外から侵入してくるウイルスや細菌を撃退する力が低下するので、病気にかかりやすくなります。そして、いったん病気になると、治りにくくなってしまうのです。

人が健康でいる為には、高い免疫力を維持することが大事です。

では、「免疫力が強いか弱いか」は何で決まってくるのでしょう？

実は、免疫力は「ストレス」に左右されるのです。

人はストレスにさらされていると免疫力が低下し、病気になりやすい状態となります。

ストレスがなければ、高い免疫力を維持できるので、病気になりにくい状態となります。そして、万が一病気になっても、早く回復できるのです。

後ほど詳しく解説しますが、人はストレスを感じると、体内で「ストレスホルモン」と呼ばれる特別な物質が分泌されます。このストレスホルモンが、免疫力を低下させる犯人なのです。

以上の話をまとめると、「完全にストレスをなくせば人は健康になる」と言えそうですね。

それは確かに間違っていません。

けれども、「完全にストレスをなくす」ということが、本当に可能でしょうか？

例えば、仕事でストレスを抱えているからといって、簡単に仕事を辞められるでしょうか？

育児にストレスを感じるからといって、育児を放棄できるでしょうか？

現代社会で人が生活を営む以上、ストレスの原因を完全になくすことは、なかなか難しいでしょう。

けれども、この本を読めば、ストレスをなくすことができます。

より正確に言うと、「ストレスホルモン」の分泌を抑えられるようになります。

ストレスホルモンの分泌を抑えることができれば、免疫力を維持できるようになります。

免疫力をきちんと維持していれば、健康を維持できます。

その為に本書では、「究極のツボ」と「若返りのツボ」、そして、これらのツボを応用した「ストレスフリー療法」を紹介します。

特定のツボを刺激する、または「ストレスフリー療法」を利用することによって、簡単に免疫力を高め、健康を保てるようになるのです。

過剰な「ストレスホルモン」は、万病の元

ストレスの仕組みについて、もう少し詳しく解説しましょう。

ストレスは、そもそも生物に備わった正常な生体反応の一つです。なぜなら、ストレスは外敵から身を守る為に必要なシステムだからです。

人に限らずすべての生物は、予想していなかった状況に陥ったり、外敵に出会った

りすると、身を守る為にストレスというシステムが働きます。多くの生物は、ストレスによって一時的に身体能力が向上し、外敵から逃げやすくなります。

ストレスがかかると、私たちの体の中ではストレスホルモンが分泌されます。

具体的には、まず、脳の視床下部から「副腎皮質刺激ホルモン放出ホルモン（CRH）」という物質が出ます。この物質が次に、「副腎皮質刺激ホルモン（ACTH）」という物質の分泌を促します。このACTHによって、副腎皮質が刺激され、「コルチゾール」という物質の分泌へと繋がります。

このコルチゾールが、一般にストレスホルモンと呼ばれているものの正体です。

こうした一連のストレス反応による物質の連鎖は、先ほど説明したとおり、元々は外敵に出会ったときにいち早く行動して、逃げたり体を守ったりする為の反応でした。

ところが現代社会に生きる私たちは、複雑な人間関係だったり、仕事上のプレッシャーだったり、生活環境の変化、家族間のトラブル、将来への漠然とした不安だったりで、恒常的にストレスにさらされています。

例えるなら、現代の私たちは「一時的にパワーアップして、外敵から身を守る仕組み」を常に使い続けている状態にあると言えます。ずっと無理を続けていれば、病気になるのは当たり前ですね。

ですので、ストレスホルモンの分泌を抑える「ストレスフリー療法」は、現代人の健康を維持する為の力強い味方になるのです。

ストレスホルモンを軽視すると命にかかわる

ストレスによってコルチゾールが分泌されると、次に肝臓で糖が生成されます。いわゆる「血糖値が上がる」という状態です。さらに、副腎髄質から「アドレナリン」と呼ばれる神経伝達物質も分泌されます。

このアドレナリンによって、人は素早い行動が取れるようになります。その結果、血管に収縮が起こり、血圧が上昇する現象も起こります。

たぶん「アドレナリン」という言葉を聞いたことのある方は多いでしょう。

勝ち負けにこだわるスポーツや、観客を目の前にしたパフォーマンスに直面したとき、体が興奮したり集中力が高まったりする状態のことを「アドレナリンが上がってきた」と表現することがありますね。

繰り返しますが、体内の一連のシステムによってストレスホルモンが分泌され、アドレナリンが上昇する現象は、自然界では正常なことなのです。

しかし現代社会に生きる私たちは、こうしたストレス状態が、不必要な頻度で何度も何度も起きてしまいます。


最新の研究では、ストレス反応により心臓を流れる血液量が減少して心不全を起こしたり、癌を悪化させたり、体内に入った細菌を増やして血管を破壊したりする可能性が指摘されています。

ストレスが免疫力を低下させることで（間接的に）病気になるだけでなく、ストレスそのものが直接病気を引き起こすのです。

小さなストレスだからと油断していると、それが積み重なって、命にかかわるキラーストレスになることもありますから、注意が必要です。

ストレスによる血管と腸管の収縮が病気を引き起こす

では、ストレス（ストレスホルモンとアドレナリンの分泌）が、なぜ病気を誘発するのでしょうか。

理由は、「ストレスがかかると血管が収縮するから」の一言に集約されます。

血管が収縮するということは、血管が細くなるということです。すると当然、血が流れにくくなります。いわゆる「血流が低下した」という状態です。血流が低下すると、あらゆる臓器の働きが低下します。その中でも、腸の働きが低下してしまうことが大きな問題になります。

人の体は血管と消化器官の２つの重要な管で構成されています。消化器官である腸は、栄養を取り込み、同時に老廃物を排泄します。そして血管は、様々な栄養素と酸素を体の末端まで運びます。あえて乱暴に言えば、人はこの２つの機能が正常に働くことで、健康を維持しているのです。

逆に言えば、血管が収縮して血流が低下し、腸の働きが落ちることによって、病気が引き起こされます。本書で紹介する「ストレスフリー療法」やツボ押しは、血管の大幅な血流増加と腸管の蠕動運動を亢進させ、病気を遠ざけます。

これが、冒頭で述べた「ストレスをなくせば殆んどの病気が治る」という言葉の意味です。

「冷え」は免疫力が下がったサイン

ストレスホルモンの過剰な分泌によって血管が収縮し、血流の低下が起こると、「冷え」の症状が出ることがあります。つまり、あなたが「冷え」を感じたときは、なんらかのストレスに晒されている可能性を考えてください。

「冷え」というのは、単に感覚の問題だけではありません。実際に体温が下がることもよくあります。

一般的に体内の酵素が最も活性化するのは、体温が36・5℃前後の時だと言われていますから、「冷え」によって体温が下がれば、当然ながら酵素の働きが悪くなります。

酵素の働きが悪くなると、やはり免疫力の低下に繋がります。

ここで「免疫」のメカニズムについて、少し詳しく見ていきましょう。

人の体は常に病原体や異物、寄生虫といった様々な外敵と戦っています。こうした外敵から体を守る為のシステムが、すなわち「免疫」です。

免疫は、体内の様々な仕組みが複雑に協調することで成り立っていますが、その中の主役と呼べるものが「免疫細胞」です。皆さんも知っている白血球は、免疫細胞の代表です。

体の中の酵素の働きが低下すると、白血球などの免疫細胞は働きが低下します。するともちろん、体の抵抗力が弱まって、細菌やウイルスなどの侵入を許してしまうのです。

ちなみに、免疫細胞は白血球以外にも様々なものがあります。侵入してきた敵（細菌やウイルス）を見つける為の偵察役、敵の情報を伝える伝令役、敵への攻撃を指示する指令役など。それぞれ役割を持った免疫細胞が仕事を分担し、互いに連絡を取りながらチームプレーを繰り広げ、体を守っているのです。

風邪をひいたときに血液検査をすると白血球の値が高くなります。これは、体内の異変に気づいた免疫細胞が活性化し、数が増えているからです。

これまで繰り返し述べてきたように、免疫力（免疫細胞の働き）が低下する最大の要因はストレスです。

ただ、それ以外にも、加齢や運動不足、薬の多用による副作用、公害や化学物質の増加などによる住環境の悪化、自律神経やホルモンバランスの乱れ、生活習慣の悪化といった様々な要素が、すべて免疫力の低下に繋がります。

免疫のシステムは複雑ですから、その働きを阻害する要因も複雑に絡み合っていると言えるのです。

血流をアップさせれば免疫細胞の働きが良くなる

これまで述べてきたように、人の体内では様々な免疫細胞が役割分担し、協調しながら「免疫」を形成しています。

けれども、「免疫細胞のパワーが強ければ免疫力も高くなる」とは、必ずしも言えません。

免疫細胞たちが「免疫」として機能する為には、適切な免疫細胞に対し適切な指示を出す必要があります。ここのコミュニケーションがうまくいっていなければ、いくら免疫細胞が強力でも、全体として「免疫」は機能しません。

免疫細胞のコミュニケーションを担う物質を「サイトカイン」と言います。

免疫が機能する為には、このサイトカインの働きが重要になります。

サイトカインは血液とともに体中を巡っています。当然、血流が悪くなるとサイトカインの働きも悪くなります。免疫細胞はたくさんあるのに、サイトカインによる指示が届かなくて免疫が働かない。そうしたケースも起こり得ます。

血流が健康を維持する上でとても重要な問題だということが、ここでも分かるでしょう。

海外でも話題！「ストレスフリー療法」の免疫システム改善効果

免疫細胞のコミュニケーションを担う「サイトカイン」の一種に、「インターロイキン」というタンパク質があります。

インターロイキンには、30種類以上あることが分かっており、それぞれ役割が違います。

最近、「ストレスフリー療法」が、インターロイキンの一つ「インターロイキン10」を活性化することが、私たち了徳寺大学の研究チームによって科学的に証明されました。

「インターロイキン10」は、主に自己免疫疾患を抑制する働きがあります。「自己免疫疾患」とは、免疫システムそのものが不調になる病気と考えてください。実は人類の殆んどの病気は自己免疫疾患なのです。その代表がアレルギー疾患です。

少し分かりにくくなりましたね。

自己免疫疾患とは、自分の組織に対して誤って免疫細胞が反応して病気が起きることなのです。代表的疾患に慢性関節リウマチや膠原病があげられます。

他方アレルギー疾患とは、春先の花粉など（抗原といいます）に対して免疫反応が起きることです。アレルギー性鼻炎（花粉症）、喘息、じんましんなどがあげられます。

ストレスフリー療法によって花粉症などが当然のように改善されたり、重症の慢性関節リウマチなどが大幅に改善されるなどの症例が後をたちませんが、その自己免疫疾患やアレルギー疾患がストレスフリー療法によって改善されるメカニズムが明らかになったのです。

つまり、「ストレスフリー療法」は自己免疫疾患やアレルギー疾患の治療法として確実に期待できることが分かったのです。

アレルギーの治療法といえば、従来はステロイド剤を使うことが一般的でした。これまでは、アレルギー症状や炎症反応を抑える対症療法しかなかったのです。しかし、ステロイド剤は副作用が非常に強いことで有名です。したがって、ステロイド剤は慎重な処方が必要でした。

一方、「ストレスフリー療法」の場合は、副作用の心配がいっさいありません。この点で、新たなアレルギー治療法として期待されています。先述しましたように

２０１６年に、「インターロイキン10免疫活性」に関する論文が、了德寺大学の私が主宰する研究チームによって発表され、国際的な科学ジャーナル誌（「ＬＡＳＥＲ ＴＨＥＲＡＰＹ」）に掲載されました。このインターロイキン10を活性化する技術は世界で初めての技術であると思います。

日本人の３人に１人は、アレルギー疾患に悩まされているといわれています。喘息やアトピー性皮膚炎、アレルギー性鼻炎や結膜炎といったアレルギー疾患の直接の原因は様々ですが、その数は年々増加傾向にあります。また、慢性関節リウマチ、潰瘍性大腸炎、膠原病などの自己免疫疾患も同様です。そうした疾患を克服する為や予防治療法として、「ストレスフリー療法」が効果を発揮するのです。

血流が増加すれば、免疫も正常に機能する

ここまでの話をまとめましょう。

病気にかからない為には、「免疫力を高める」かつ「免疫機能を正常に保つ」という2つの条件が必要です。

その為に、私たちはどのような対策を取ればよいのでしょうか?

もちろん、規則正しい生活や、栄養バランスの取れた食事、適度な運動などは重要です。

その上で、血流を増加させること。これが大事です。

血流の増加は、免疫力の向上と、免疫力の正常化の、両方に効果があるのです。

血流を増加させる為にはどうしたらよいのでしょうか。

その為には、本来であれば普段の生活を見直し、ストレスの原因をなくすことがベストです。しかし、人というものは、ストレスを減らしたいからといって簡単に仕事を辞めたり育児をやめたりすることはできません。

そこで登場するのが、ツボを使った血流改善です。私たちが提唱する「ストレスフリー療法」も、ツボによる血流改善を応用したものです。

ツボの刺激によって血流を増やせば、免疫力が向上し、かつ、免疫が正常に機能するようになります。

読者の皆さんが、冷え性の兆候などを感じていたら、ストレスによる血管の収縮を疑ってください。

もしもツボの刺激によって血流が増え、冷え性が改善されれば、免疫細胞や酵素の働きが活性化された証拠です。すると冷え性だけでなく、殆んどの体調不良や病気が改善されていくことが実感できるでしょう。

第2章

「若返りのツボ」を見つけた！

究極のツボ「F点」は万能薬

ツボの刺激によって免疫力が高まり、健康になる。それは分かったとして、いったいどのツボを使えば血流を改善できるのでしょうか?

東洋医学で知られているツボ（経穴）は、全部で365個あると言われています。そこから適切なツボを選び、効果的に活用するのは、普通の人にはなかなか難しいでしょう。

私は2011年に、血流改善の効果が特に高いツボを発見しました。当時はまだ誰も知らない体表点でしたから、そのツボを「未知の体表点」と呼んでいました。その後、分かりやすさを前面に出す意味で「究極のツボ」と名づけました。

そもそも、１００年近く前から分かっている病はストレスから起こるという事実、人体からストレスを科学的に除去する技術の探求、これが研究の発端でした。

人体からストレスをとると何が起きるのか？

この人類の未知の現象は驚くべきものだったのです。
①ストレスホルモンであるコルチゾール低減
②腸管の蠕動運動の亢進
③間髪を入れずに血流が2倍から4倍に増える
という信じられない現象が起きたのです。

しかも今まで一万を超える臨床や実験から、１００％の確率で起き、しかも限りない再現性を有しているのです。


現在、この「究極のツボ」を活用した治療方法を「ストレスフリー療法」と名づけ、私たちのクリニックで実際に患者さんたちに施術しています。そこでは癌、アレルギー疾患、糖尿病、冷え性、高血圧、うつ、パニック障害、白内障、肩こり、頭痛といった様々な疾病の改善に効果を上げています。

東洋医学上のツボは全身に365個あるとされていますが、「ストレスフリー療法」に関するツボは全部でたったの12個です。そのうち2つは東洋医学で知られている経穴ですが、残り10個のツボは、私が独自に発見したものです。足裏に7つ、顔に3つのツボが位置しています。

なお、私たちのクリニックにおける「ストレスフリー療法」では、この12ヵ所のうち、特に効果の高い4つのツボを利用しています。

ここで4つのツボを紹介しましょう。

1つ目は「中脘《ちゅうかん》」と呼ばれるツボです。ちょうどお腹の真ん中あたりにあります。

2つ目は、膝のやや下部にある「足の三里」と呼ばれているツボです。この「足の三里」は、松尾芭蕉が『奥の細道』の最初の方で、「ももひきの破れをつづり、笠の

「ストレスフリー療法」に関わるツボ

足裏の7つのツボ	A……肝機能の改善と維持。血流の増幅が顕著。 B……顕著な血流の増加、インスリンの抵抗性の改善と高脂血症に有効。 C……最大の特徴はレプチン（食欲抑制作用など）の分泌促進。肥満改善に有効。 D……血流改善、体温上昇。特に「深部」に有効。 E……脳内血流の増幅が顕著。精神疾患、不眠症などに有効。 F……足裏の7つのツボのうち最も万能と認められる。高血圧や心筋梗塞、リウマチ、潰瘍性大腸炎などの自己免疫疾患、各種皮膚病、肝疾患、耳鼻科疾患、泌尿生殖器疾患、内分泌疾患、整形外科の殆んどの疼痛性疾患、変形性膝関節症などの幅広い疾患に効果。脳や全身の血流の顕著な増幅が期待できる。うつ病や認知症にも有効。 G……ストレスの低減に有効。末梢血流の増幅顕著。
中脘	肋骨が枝分かれするところ（胸骨剣状突起）とヘソのちょうど真ん中にある。 腹部腸管の司令塔の役割を果たすところと考えられており、胃や腸の不調の改善や、糖尿病の改善、子宮や内臓の位置異常を治すツボとして知られている。
三里	足の脛の骨から膝の皿に向かって指でなぞると止まる場所（脛骨粗面）と、膝のやや下部にある外側の骨のでっぱりから親指の横幅ほど下にある「陽陵泉」というツボの2点の真ん中。 諸々の慢性疾患、特に消化器疾患の治療に効果があります。胃炎、胃下垂をはじめ、胃けいれんなどの胃疾患、ヒステリーやうつ病などの精神疾患、中風、座骨神経痛などに有効で、蓄膿症などの鼻疾患にも効果がある、幅広く知られたツボ。

緒つけかへて、三里に灸すゆるより、松島の月まづ心にかかりて……」と書いているように、昔から疲れを取ったり、胃腸の調子を整えるツボとして知られていました。

この2つのツボは、東洋医学などで従来から知られていたものです。

あとの2つは、両足の裏にあります。さきほど述べたように、私が独自に発見した足裏のツボは7つありますが、そのうちの1つ（両足で2つ）を使うのです。

私はこのツボを「F点」と呼ぶことにしました。

この「F点」こそが、まさに「究極のツボ」なのです（24ページ参照）。

まったく新しい「若返りのツボ」を発見！

2017年、さらに新しいツボを見つけることができました。このまったく新しいツボが、古《いにしえ》から私たちの夢であった不老長寿、若返りのツボだったのです。

私が見つけた新しいツボは、頭蓋骨の眼球がおさまっている穴（眼窩《がんか》）の上の部分（眼窩上孔と呼ばれる場所）に左右1つずつ。そして、顔面のど真ん中で、眉間のやや上にあたるところに1つ。合計3つです。

この3点を、私は「若返りのツボ」と名づけました。

今回発見した最初のツボ（眼窩上孔）は、白内障を克服する過程で私が独自に発見した究極のツボの他に、有効なツボが必ず存在すると大胆な仮説を立てていました。究極のツボは生きる為のセンサーとして、中枢である脳より一番遠位にあるに違いないという、大胆な仮説により出発して発見しました。けれども今回は逆に、高度な機能を持つ眼球のツボは、より中枢に近い顔面に存在するのではないかという新たに大胆な仮説を立てたのでした。

従来の東洋医学でも、顔面のツボはいくつか知られています。眼窩上孔の近くにあるツボの中では、「魚腰《ぎょよう》」（または眉中）や、「陽白《ようはく》」と呼ばれるものがあり、いずれも視力回復などに効果があると言われています。

額にあるツボとして有名なのが「印堂」です。ツボの解説書などを読むと、「印堂」は眉間にあるとされています。「印堂」は花粉症などの鼻の病気や不眠症などの改善に効果があるとされています。

「印堂」よりやや上にあたる、まさに額のど真ん中と言ってもいいところにあるツボが「額中」です。この「額中」は、シワ対策に効果があるとされています。

しかし私の見つけたツボは、これらのいずれのツボとも違いました。

私自身が実際に試したところ、この眼窩上孔にあるツボと「眉間にあるツボ」を同時に指圧することで、視力が大幅に改善することが判ったのです。さらに、頭頂部の髪が再生したり、誰しもが加齢によって退化する足の小指の爪の再生が起きることが判ったのです。それだけではありません。

究極のツボによって、眼科で手術日まで決まっていた両眼の内、右眼は当たり前に白内障が殆んど治ったのです。

しかしながら重症な左眼は遅々としていたのですが、快方に向かい始めたのです。

話は前後しますが、高度な機能を持つ眼球にとって、最も大事なことは、眼底血流であると考えていました。

そこで眼底血流を研究する為に、高額な眼底血流測定装置を購入していたのです。

その思惑は見事に適中しました。私が究極のツボの他に、発見した若返りのツボは、世界で初めて眼底血流を増幅する技術だったのです。

この研究結果は２０１７年11月に科学ジャーナル「intergrative medicine research」に採択されています。

このように眼底血流を増やすことができれば、古《いにしえ》から探し求めていた不老長寿、若返りが果たせることが判ったのです。老化の代表的疾病白内障や、誰しもが経験する青年期以降に起きる足の小指の爪の退化、頭部の毛髪の減少などが元通りになっていくこれらの兆候は、若返り以外の何ものでもありません。

このようなことから、新たに発見した三つの顔面のツボを私は「若返りのツボ」と呼ぶことに決めたのです。

副作用などのデメリットはいっさいなし！

「ストレスフリー療法」は、「中脘」、「足の三里」、さらに両足裏の「F点」の4つのツボに、金属製の導子によって、火傷をしない程度の温度（50℃未満の心地良いレーザー光線＝赤外線）で、間欠的に30分間、遠赤外線による心地良い刺激を与えるものです。温度といってもより効果的な温度波形があったり、金属製の導子間の電位差をつけたりして、より効果の高まる技術を織りこんだ装置になっていて、これらは米国、日本、中国など主要国の特許が認められています。

すでにクリニックに機器が導入され、誰でも簡単に施術を受けることができます。また、持ち運びができる家庭用の機器もあります。

体の4つの点に特有の温熱刺激を与えるだけで、人々をストレスから解放するのです。

ご自宅でできる「ツボ押し」との違いは、間欠的な特有の遠赤外線刺激によって、より高い血流増加が起きる点です。

その効果たるや再現性は一万を超える事例でも100％であり、施術前と比べて2倍から4倍に血流が増えるのです。このように限りない再現性があることが、ストレスフリーの最大の長所といえると思います。もちろん、ご家庭での「ツボ押し」でも高い効果が実証されていますのでご安心ください。

また、前述しましたように限りない再現性と共に副作用など一切ない安全無比な治療法であることも重要な特徴なのです。

ツボを刺激するだけで血流が増加する理由

なぜツボを刺激するだけで血流が向上するのか、不思議に思う方もいらっしゃるでしょう。

ここで、ツボと「ストレスフリー療法」が病気を改善させる仕組みについて、簡単に解説しましょう。

第1章でも述べましたが、病気の予防やその改善には2つの器官を正常に保つことが重要です。

1つは血管であり、もう1つが腸管です。

「人間は歩くパイプである」とも言われています。そのパイプには2種類あります。1つが全身をくまなく巡る血管であり、もう1つが口から肛門までの消化管です。

人や動物にとって生きる術で最も重要なことは、エネルギーを摂取する為に消化管を通して消化吸収を行い、老廃物を排泄することと、血管を巡る血液から栄養素や酸素を体全体に供給し代謝を行うことです。

「ストレスフリー療法」を行うことで、血流の増加と腸管蠕動（収縮）運動の高まりが起きるのです。

ただし、そもそも「ストレスホルモンであるコルチゾールを低減させると、腸管の蠕動運動と大幅な血流増加が起きる」という理屈になっていますから、結局は「血流の増加こそが健康のすべて」とも言えます。

「コルチゾール」についても、第1章の冒頭の方で説明しましたね。人にストレスがかかると最終的に分泌される物質（ストレスホルモン）です。

４ヵ所のツボを刺激する治療方法を「ストレスフリー療法」と名づけた理由も、ここにあります。

「ストレスフリー療法」で最も有効な温熱刺激の方法

・4カ所とも同じパターンで温熱刺激を与える方が相乗効果を高められる。
・昇温カーブはなだらかであること。ピーク後は急峻な温度波形になること。
・設定温度は、49.5度が最も有効。

この3点を行うことで、「大幅な血流量増加」、「腸管の蠕動運動の亢進」、「ストレスホルモンの低下」の3つの現象が、ほぼ同時に起きる。

指圧での刺激も効果あり

・指圧の要領で、気持ちが良いと感じられる程度で押圧することが需要。
・親指か人差し指を使って、左足の三里と左足裏のツボの一つを同時に押し、次に腹部の中間と右足裏のツボを押圧する。
・押圧する時間は1分くらいがめど。
・自分でどこを刺激するのかを判断しなければならない場合は、F点が最も万能で、かつ最も有効。
・温熱刺激による効果には及ばないが、血流が増幅することは確認されている。

自然治癒力を取り戻す効果もあり

「ストレスフリー療法」は、免疫力だけでなく、人が本来持っている「治癒力」も高めます。

人は加齢によって老化が進むと、消化管や血管の機能が弱まります。すると、必要な栄養摂取や老廃物の廃棄の機能も劣化し、血流が少なくなることで体のすみずみまで栄養が行き渡らなくなります。

「ストレスフリー療法」は、その機能を回復させるのです。

人の免疫力が自動車における修理工場だとすれば、人の治癒力は自動車における燃料パイプと言えるでしょう。生きる為の燃料（栄養）を潤沢に供給し、いざというときは自力で迅速に修理する（免疫）。

この2つが両輪となって人の健康はつくられるのです。

「ストレスフリー療法」は、直接病気を治すというよりも、人が本来持っている力を取り戻す助けをしていると言えます。

最近、「ホメオスタシス」という言葉が注目されるようになってきました。

「ホメオスタシス」とは、アメリカの生理学者W・キャノンが、主著『人体の知恵』（1932）のなかで提唱した生物学上の重要概念で、日本語で「生体恒常性」と訳されます。その意味するところは、生物がその内部環境を一定の状態に保ちつづけようとする性質、あるいはその状態を指します。

それは、例えば体温や血圧の維持、病原体などの外敵の排除、傷の修復など生体機能全般に及びます。恒常性が保たれる為には、体が異変を起こしたり、何らかの変化が起きたりしたときに、それを元に戻そうと作用することが必要です。この性質こそが「ホメオスタシス」で、すべての生物が本来備えている機能なのです。

究極の「ストレスフリー療法」は若返ること

残念ながら人は、年をとるとともにこの自然治癒力が下がってきます。ホメオスタシスが少しずつ失われていくのです。「ストレスフリー療法」によって、若い頃に持っていた自然治癒力が回復するなら、究極の「ストレスフリー療法」は、若返ることではないかと、私は考えました。若返るということは、人が本来持っている正常な状態に戻ることであり、それによって病気や老いが置きざりにされて、身体や機能が若々しさをとりもどすことなのです。

新しく発見したツボを「若返りのツボ」と名づけたのも、そういう考えの表れです。

この「若返りのツボ」を見つけたきっかけは、「高度な機能を持つ眼球への血流を改善させるツボが必ずあるはず」と思案していたことでした。

「ストレスフリー療法」で使う4点は、お腹と膝下、それに両足の裏にあります。人の生体を司る機能で重要な、脳や眼球への血流の働きをより効果的にする為には、頭部にあるツボを使うことはできないかと考えました。

そして、その研究をする為に東洋医学の古書や専門書を読みあさっていました。神田の古本屋を暇をみつけては探し回り、その金額は自分でもビックリするくらいの高額になっていました。

けれども、どこにもその記述を見いだすことはできなかったのです。

ならば独自に探し求めるしかないと腹をくくった私は、長く親しくさせて頂いている千葉大学医学部の近くにある、医学書専門店の社長に電話を入れたのでした。

「最新の克明な解剖書を全部届けてくれませんか」と。その夜から血管分布や神経の走行を読破していきました。

すると、眼球が入っている眼窩の上に小さな孔があり、そこから眼動脈の枝や眼神経の枝が出て、何と顔面上方から頭頂部に向かっていたのです。

私は小踊りして、ここここそ高度な機能を持つ、眼球のコントロールを司る点であると大胆な仮説を立てたのでした。

さらに私が注目したのが、インドで発見された、ヨガ的身体論である「チャクラ」の考え方でした。

ヨガ的身体論「チャクラ」から得たヒント

チャクラは体の内と外にあるエネルギーの出入り口です。サンスクリット語で「車輪」とか「回転」を意味します。

一般的にチャクラは脊柱《せきちゅう》に沿って7ヵ所あります。

下から順に表すと次ページの表のようになります。

7つあるチャクラと365個のツボとでは、その数に大きな開きがあり、まるで別物のように見えますが、ヨガ的身体論と東洋医学にはある共通点があります。それは、身体にはエネルギーが流れる通り道があり、その流れが良い状態であれば、心身ともに健康になれる。その為には重要なポイントがいくつもある、という考え方をしているところです。

「数が多いか少ないか」の違いは、「大まかにとらえるか、細かくとらえるか」の違いであり、基本的な考え方には共通している部分が多いのでしょう。

チャクラはもともとインド哲学から出てき

第一チャクラ	尾てい骨
第二チャクラ	へその下
第三チャクラ	胃
第四チャクラ	心臓
第五チャクラ	喉
第六チャクラ	眉間
第七チャクラ	頭頂部

た言葉です。体の外からエネルギーを取り込む出入り口に例えられる為、一般に「開く」という表現をします。

ではこの７ヵ所のチャクラには、それぞれどのような特徴があるのでしょうか。次ページの表に簡単にまとめました（表１）。

また、別の解説によると、それぞれのチャクラがコントロールする器官は、次ページの下の表のようになります（表２）。

「若返りのツボ」で実感できる視力改善・美肌効果

従来の東洋医学でも、チャクラと関連づけて考えられることがあります。

例えば、へその下に位置する「第二チャクラ」と「丹田」です。

表1

第一チャクラ	生命力・現実を生きる
第二チャクラ	自立心・創造性
第三チャクラ	自信・活力
第四チャクラ	愛・感情・情緒
第五チャクラ	コミュニケーション・表現力
第六チャクラ	叡智・直観力・スピリチュアリティ
第七チャクラ	高次とのつながり・人生の目的

表2

第一チャクラ	性腺と腎臓
第二チャクラ	小腸、大腸、膀胱へと気が充電され、飲食物の消化、吸収、排泄を促す
第三チャクラ	肝臓、膵臓、腎臓へと気を充電し、これらの活動をコントロール 胃と副腎も制御
第四チャクラ	心臓のリズミカルな収縮と拡張、胸腺と肺をコントロール
第五チャクラ	唾液の分泌、口蓋垂《こうがいすい》の振動、舌根の働き、甲状腺、副甲状腺の活性化
第六チャクラ	脳下垂体を制御、すべてのホルモン
第七チャクラ	約1000~2000億の脳細胞の活動

「丹田を鍛える」という表現を聞いたことがある人もいるでしょう。「丹田」は全身の精気の集まる所とされ、ここを活性化させるとエネルギーが高まると言われています。また、丹田を鍛えると運気が上がると言われています。丹田を鍛えることで発声が豊かになる為、役者やアナウンサーなどがこの言葉を使うこともあります。

もうひとつ、眉間にある「第六チャクラ」とツボの「印堂」は同じ場所を指します。しかし、東洋医学の「印堂」は、質の良い眠りを取る為のツボとして知られているだけでした。

私が注目したのは、脳下垂体を制御しすべてのホルモンをコントロールするという、「第六チャクラ」の特徴でした。

ホルモンは、体内の特定の組織や器官で産生される化学物質で、血液中に分泌され、血液によって運ばれて作用します。ホルモンによって、働きかける臓器や作用は異なります。例えば、すい臓から分泌され血糖を低下させるインスリン、副腎から分泌されストレス反応に働きかけるアドレナリンなど、様々な種類があります。

「ストレスフリー療法」によって、血流が増え、それによって様々な栄養素が運ばれていきます。この「第六チャクラ」をツボに見立て、そこを刺激することでアドレナリンなどの物質をコントロールすることができれば、「ストレスフリー療法」は、より効果的になるのではないかという仮説を立てたのです。

そして実際に、私たちが自ら被験者となり、その仮説に基づいて、眉間と眼窩上孔にある体表点を利用して眼底血流を測定したのです。

そこで最も有効だったのが、眉間のやや上にある「第六チャクラ」と眼窩上孔にあるツボの3点でした。

そして究極のツボ2点と、若返りのツボ3点と左足底のF点（究極のツボ）の組み合わせで、眼底血流が著しく増幅する現象を確認しました。

その成果は2017年11月に科学ジャーナル「Intergrative medicine research」に採択されたのです。

眼底血流を増やす技術は、現代医学では確立されていないことから、眼科領域の大きな進展につながると確信しています。

ストレスフリー療法によって、近視、乱視や緑内障、黄斑変性、白内障等が改善された事例は後を絶ちませんが、殆んどの眼の病気は眼底血流の低下が主因とみられることから、ストレスフリーの究極のツボに続いて、沢山の人々の眼疾患を治癒に導くと期待されます。

このようなことから私は、究極のツボ２点と第六チャクラと左上眼窩孔のツボ（この２点あるいは３点を）若返りのツボと名付けて以降、自身で毎日専用の機器で実施してきました。それは自分自身で試して、副作用等の有無を確認する必要があるからです。

約１年半にも及ぶ自分自身の治験からは、副作用等有害と思われる作用は皆無であるばかりでなく、信じられない若返りと思われる現象が起きたのです。

誰しもが20代半ばから起こる足の小指の爪の退化が、何と正常に若返ってきたのです。

それだけではありません。頭頂部の加齢と共に薄くなっていた部分に、髪がビッシリと生えてきているのです。

また、究極のツボで右眼は白内障が殆んど治っていたのですが、左眼の白内障が頑固に残っていました。

しかしながらその白内障も、薄皮をめくるように、日に日に良くなってきているのを実感しています。

これは明らかに若返りの現象です。

また、長年の友人の会社社長が白内障の手術を予約していると聞き、若返りのツボを教えて、毎日1分以上頻回にツボ押しを勧めたところ、2ヵ月後に、白内障手術の予約医院で、白内障が殆んど治癒していると、医師がけげんそうに診断されたとの報告も受けています。

これらは明らかに若返り現象と言えると思います。

これらは人々が願っていた不老長寿、若返りが現実のものとなったと考えています。

ストレスフリーによる眼底血流の増加がなぜ若返りを果すのか、そのメカニズムはこれからの私たち研究チームの課題です。

現在、この「若返りのツボ」が、どのように効果をもたらすのか、因果関係をはっきりさせる為に、臨床データを集めて検証しているところです。近い将来、ツボと効能の関係は科学的に証明され、さらに効果を期待できる「新・ストレスフリー療法」として、皆さんの前に披露できると信じています。

第3章

血流の正体と驚くべき効能

健康長寿・若返りのカギは血液にあり

ここまでは、「ストレスフリー療法」によって血流が増大し、冷えを解消し、免疫力を高めることができる事実について述べてきました。この章では、そもそも血流とは何か正確にご理解いただくとともに、血流アップによって私たちの体にどんな現象が起きるのか、そのメカニズムについて説明したいと思います。

まず、血液の関わる言葉には、血管、血流、血行、血圧など色々あります。では血流が増大するというのは具体的にどのような現象を言うのでしょうか?

血液の量が増えるということでしょうか?

それとも血液の流れが速くなるということでしょうか?

そもそも、体の中を循環する血液とはいったい何者なのでしょうか？

血液がどのような働きをしているのか、体の中でどのように循環しているのか、なぜ血液は循環できるのかを知っておくことで、血流の重要性がより理解できます。

人の血液量は体重のおよそ13分の１（男性で約８％、女性で約７％）と言われており、体重70kgの人の血液の重さは、約５kgとなります。

血液の成分は大きく分けて、血漿《けっしょう》、赤血球、白血球、血小板の４つから構成されています。中でも、赤血球と白血球、血小板の３つは、血球とも呼ばれています。

血漿の働きは、組織が呼吸した結果として生成された二酸化炭素を肺へ運ぶことです。また栄養成分を体内の各組織へ運び、そこで生じた代謝老廃物を腎臓から排出したり、血圧の保持に役立ったりしています。

赤血球の中にあるヘモグロビンは、肺で酸素を取り込み、体の各部へ運搬する役割を担っています。

血小板の主な働きは、血管の損傷部位に血栓をつくり、止血する作用です。

白血球については、本書でこれまで何度も登場してきましたね。顆粒球や単球、リンパ球といった種類がありますが、いずれも体の免疫作用に関係しています。

このように血液は、体の各部への酸素や栄養の供給、二酸化炭素や老廃物の排出、さらには免疫機能の維持など、人の生命活動の維持に絶対必要な役割を果たしています。健康長寿や若返りのカギは、血液が握っているといっても過言ではないのです。

実際に、先述しましたが私は私たちの身体が若返りをする「若返りのツボ」を発見いたしました。それは第六チャクラと眼窩上孔がカギを握っていたのです。

私が最初に発見したストレスフリー点の内足底部のF点と若返りのツボ2点に専用器で遠赤外線を照射すると、眼底血流が著しく増加することを発見しました。この眼底血流が増加すると、老化の代表的疾患である白内障の、著しい改善が起きています。

その他、殆んどの人が経験する足の小指の爪の退化が、元に戻っているのを確認して驚いたのです。さらに、老化と共に薄くなった指紋が回復して、指紋照合による金庫の開閉が正常化したのでした。

そして頭頂部の毛髪の再生など、明らかな若返りを私自身が体験したのです。

また、他にも上半身の筋肉の変化も眼のあたりにして、家人からも若返ったねと指摘されています。私の友人の社長は、若返りのツボを毎日押し続けて、手術するはずの眼科医院で白内障が殆んど治癒していると宣言されているのです。

この若返りのメカニズムはこれからの研究の一大テーマとなりました。けれども人々の夢であった不老長寿や若返りが夢でなくなったのです。

常識をくつがえす大きな発見と言えると思います。

新しい毛細血管を生み出す「ストレスフリー療法」

言うまでもありませんが、血液が流れる管が、血管です。血管は、大別して動脈、静脈、毛細血管の３つに分けられます。

心臓から送り出される血液が通るのが動脈で、心臓へ戻る血液が通るのが静脈です。そして動脈と静脈をつなぐ細い血管が毛細血管です。主に酸素と栄養分を運ぶのが動脈で、毛細血管が酸素と栄養分を体の組織細胞とやりとりし、老廃物を運びだすのが静脈となります。

血液が流れている心臓と血管を総称して循環器系と呼びます。

血液は心臓によってポンプのように加圧され、動脈を通じて全身へ送られます。毛細血管に達すると細胞をとりまく液体に栄養分、酸素などを放出し、静脈を経て心臓へと戻ります。

毛細血管は、直径約100分の1ミリメートルという、とても細い血管ですが、全身の血管の9割以上を占めています。実は、人体の中でいちばん大きな臓器といえるのです。毛細血管に流れる血液は、酸素や栄養素、免疫物質を全身の細胞に届けたり、二酸化炭素や老廃物を全身の細胞から回収したりと、生命活動の最前線ともいえる働きをしています。
後ほど解説しますが、「ストレスフリー療法」は、血流をアップさせると同時に、毛細血管を新たに作り出す効果もあります。血流がアップするというとき、動脈や静脈ではなく、毛細血管の働きが活性化していると理解すると、イメージしやすいでしょう。

実際にストレスフリーを実施すると、VEGF（血管内皮細胞増殖因子）が顕著に増加することが確認されています。ストレスフリー器によるストレスフリー療法では施術開始からわずか1分で大幅な血流増が発生しますが、私たちの体では、全長10万キロメートルに及ぶ血管壁が、VEGFなどの発現によって、滑らかで透過性の高い血管に瞬時に作り換えられていると見られます。

血圧について正しく知っていますか？

血圧については、きちんとした知識を持つことが必要です。血圧は、年齢や、測定したときの状況、環境によって異なる数値が出ますから、単純に血圧が高いとか低いとかで、一喜一憂すべきではありません。

血圧とは、「血液が血管を内側から押す力」のことです。通常、血圧を測定するときは、上腕部の動脈の圧力で測ります。

血圧は、心臓が収縮して血液を押し出すときに高くなり、拡張して血液の流れが緩やかなときは低くなります。

血液を押し出すときの最も高い血圧が収縮期血圧（上の血圧）、拡張して血液の流れが緩やかなときの最も低い血圧が拡張期血圧（下の血圧）です。

血圧の高さは、物理的には「心臓が血液を押し出す力」と「血管の抵抗（主に血管の太さ）」で決まります。心臓が血液を押し出す量が増えたり、血管が収縮したりすると、血圧は上がります。血管の弾力性も血圧に関係し、動脈硬化が進むと、上の血圧は高くなり、下の血圧は低くなります。

また、血圧は、腎臓や神経（中枢神経や自律神経）、内分泌系（腎臓や副腎などのホルモン）、血管内皮細胞からの血管収縮もしくは拡張を進める物質などによって調節されています。食塩の摂取量によっても血圧は変化します。

血圧とは

・血管（動脈）内の圧力、単位は mmHg
・心臓が収縮するときに高く（収縮期血圧＝上の血圧）、拡張するときに低い（拡張期血圧＝下の血圧）
・心臓の拍出量と血管の抵抗で決まる
・主要な血管の固さ（弾性）によっても、血圧の高さは左右される
・腎臓や神経系（自律神経）、内分泌系、血管内皮の物質などにより調節される
・常に変化している（精神・身体活動、日内変動、季節など）
・加齢とともに上昇することが多い

血圧は、様々な理由で、常に変化しています。激しい運動をすればもちろん血圧は上がります。朝の目覚めとともに血圧は上昇し、日中は比較的高く、夜になると下がり、睡眠中は最も低くなります。季節によっても変動し、冬は高く、夏は低くなります。

また血圧は一般に年齢とともに高くなります。それは、加齢とともに動脈が硬化する為、血圧を高めにして血液を送り出す必要がある為です。ただし、上の血圧は上昇を続けるのに対し、下の血圧は高齢になるとむしろ下がってきます。

高齢者の3人に2人は高血圧

実は「高血圧」になっている人はとても多いのです。厚生労働省による循環器疾患基礎調査によると、日本では約4000万人が高血圧と推定されています。

30歳以上の男性の約50％、女性の約40％が含まれます。高齢になると3人に2人は高血圧になってしまいます。

だからといって「みんなが高血圧になるんだから自分の血圧が高くても別にいいだろう」というわけにはいきません。

血圧が高い状態が続くと血管や心臓に負担がかかり、自覚症状がなくても動脈硬化や心臓肥大が進みます。その結果、脳卒中や心筋梗塞、心不全、不整脈、動脈瘤、腎不全など、多くの循環器病が起こります。

NIPPON DATA 80という全国的な研究の結果によると、血圧が高いほど循環器病死亡率が高くなり、高齢者でも同様であることが分かります。

最近注目されているのが「血圧サージ」という血圧の急上昇現象です。

2017年10月にNHKスペシャルの「〝血圧サージ〟が危ない」という番組で紹介されたときにも注目され、それ以降しばらくの間、民放各局の情報番組でも次々に取り上げられました。

血圧サージとは、普段から血圧が高めの人はもちろん、正常な人にも起こる現象です。そして、血圧サージが起こると、脳卒中の発症率が倍以上にまで上がるという調査結果が出ているのです。

一般には、上の血圧が140mmHgを超えると高血圧とされます。ところが、健康診断などで血圧が正常と診断された人でも、何かの拍子に突発的に急上昇し、非常に高い数値になってしまうことがあります。これが「血圧サージ」と呼ばれるものです。

このとき、一時的に数値が180mmHg以上になることもあります。こんな現象が頻繁に起こると、脳卒中など循環器疾患になる可能性が高まってしまいます。

血圧は一日の中で常に変化しています。

例えば、朝起きたり、何か軽い運動をするだけでも10~20mmHgは上がります。他にもストレスや喫煙などの生活習慣によっても血圧上昇は起こります。危険な急上昇が起こりやすいのは、個々の小さな血圧上昇が、タイミングが重なって起こってしまったときと考えられています。

「ストレスフリー療法」は動脈硬化を予防し、高血圧を当たり前のように正常化します。高血圧や血圧サージ対策としても有効です。今は血圧の数値に問題がない方も、ぜひ普段の生活の中で「究極のツボ」を中心とした「ツボ押し」を取り入れることをオススメします。

毛細血管の血流アップで、高血圧も改善します！

ここまでお読みになり、「血流と血圧の関係がいまいち分からない」と疑問を抱いた方がいるかもしれません。ここで、本書の主役である「血流」について、詳しく解説していきましょう。

血流とは、文字どおり血管内における血液の流れを言います。

動脈では、心臓の収縮期に、血液に対して高い圧力が加わって血流が起こりますが、拡張期では大動脈弁が閉じているので、圧力は低下して血流量は減ります。その為、動脈の血流は心臓の収縮と弛緩（拍動）によって増減が繰り返されますが、毛細血管になると拍動は殆んどなくなり、連続した流れとなります。

少し難しい言い方をしてしまいましたが、「心臓（ポンプ）から遠くなればなるほど、拍動の波がゆるくなっていく」といった理解で十分です。ここで重要なことは、「血流を良くする」とは、「毛細血管の血液の流れを良くする」ことだということです。

したがって、動脈にたくさんの血液を送り出す為に心臓の動きを激しくしても、末端の毛細血管の血流はそこまで良くなりません。これまで述べてきたとおり、血圧が上がりすぎるとリスクが高くなるだけでメリットはありません。

そして、末端の毛細血管の血流を良くするのに最適な方法が「ストレスフリー療法」なのです。「ストレスフリー療法」は、過剰なストレスホルモン（コルチゾール）の分泌によって生じる血管の収縮を抑える働きがあり、また新たな毛細血管の新生作用もあって、その結果、血流量を大幅に増やすことができます。

まとめると、「ストレスフリー療法」は血管の収縮を抑えて「血圧」を正常に改善しながら、毛細血管における「血流」を上げるという、一挙両得な治療法と言えるのです。

150歳まで生きるマウス

ここで、血流に関する東北大学が報告した実験を紹介しましょう。

東北大学の研究チームでは、血管内を透過性の高い滑らかな状態にすることで、血流の良いマウスを意図的に作り、同じ条件下で飼育した通常のマウスと寿命を比較する実験を行いました。

実験によると、血流の良いマウスの寿命は通常のマウスの1・3〜1・4倍になったのです。これを人の寿命に換算すると、女性であれば110歳、男性であれば100歳を超えることになります。

しかも、このマウス実験の結果は、最高値ではなく平均値でした。中には、人の年齢に換算すると150歳まで長生きしたマウスもいたというのです。

この実験では、食事量などの制限は行われていません。

血流の良し悪しが、いかに生体に大きな影響を与えるかがよくわかる実験結果と言えるのです。

血気和せざれば、百病乃《すなわ》ち変化して生ず

血流が良くなると、なぜ健康でいられるのか、また逆に血流が悪くなるとなぜ体調不良になるのでしょうか。

繰り返しますが、それは血液が細胞の一つ一つに栄養や酸素を運んでいるからです。私たちの体は、普通の人で60兆の細胞で構成されており、それぞれの細胞を活性化させることは、健康を保つ為に欠かせないことです。

西洋医学の発展はめざましく、病気の原因は、細胞病理学を出発点に、臓器別に専門分化されながら一つ一つが解明されつつあります。しかし病気の源流はすべて、血流の低下という単純な出発点があると考えられます。

人の血管の総延長は、10万キロメートル、地球の2回り半にも及びます。

血液が血管を流れることで、私たちは全身の細胞にくまなく酸素と栄養素を供給しています。

それ故に、血流が低下することは、60兆に及ぶ全身の細胞にとって深刻な結果をもたらすのです。酸素と栄養が十分に行き渡らなければ、細胞の一つ一つが「生か死か」の選択を迫られるのです。

西洋医学では、血管に沿うように臓器別医学として分化し、発展してきましたが、東洋医学では、「気血」の循環こそが生きる為の必須条件であるとされてきました。

『呂氏春秋《りょししゅんじゅう》』（紀元前235年）には、「流水腐らず、戸枢《こすう》むしばまざるは、動けば也。形も気もまた然り」と、東洋の哲学が記されています。

「水は流れていれば腐らず、滞れば虫が湧いて腐る。扉は、よく動いているからこそ、錆びたり、がたついたりすることはない。形あるものはもちろん、形の無い気も同じである」という意味です。

東洋医学では基本理念として、血液を主体とした体内の「水」の循環の不均衡こそが病気の原因であるとしたのです。

中国最古の医書『素問・調経論篇』（紀元前200年頃）にあるとおり、まさに「血気和せざれば、百病乃ち変化して生ず」ということになるのです。

血流アップで60兆の細胞が活性化

「ストレスフリー療法」では、これまで一万を超える臨床実験を実施してきましたが、ほぼ100％の確率で血流が大幅に上昇することを確認しています。治療開始前と後では、血流が2倍から4倍に上昇するのです。

これは、身体のすみずみまで血液が豊富に流れていることを意味しています。脳への血流も大幅に増加します。血流をこれだけ短時間で、しかも大幅に改善する方法は、現代医学では確立していません。

血流が体全体のすみずみまで行き渡ると、全身の細胞や組織が活性化します。

それは、全身の細胞や組織に不可欠な酸素やブドウ糖、さらには脂質やビタミンがふんだんに供給されるからです。

治療を開始すると、必ずお腹がキュルキュルと動き出します。これは、腸の蠕動運動が良くなるからです。このとき、胃から出る消化吸収ホルモン（ガストリンといいます）が、平常時よりも5倍近く分泌されることも分かりました。

こうして胃腸が活発に動き出すことで、消化・吸収活動が促進されます。

このように、血流のアップをきっかけに全身の60兆以上もの細胞が活性化することで、脳を含めたすべての臓器、あらゆる器官が蘇り、若返りを果たしていくのです。

「ストレスフリー療法」は血液の質も良くする

血流の増加によって赤血球が正常な形になることも分かってきました。前述したように、赤血球は、血液の中で栄養や酸素を運ぶ重要な役割を担っています。赤血球がいびつな形をしていたり、癒着していたりするとその機能は低下します。その為、質の悪い血液は、赤血球を顕微鏡で見ればすぐに分かります。

血流が悪かったり、高血圧だったりする人は、総じて赤血球の機能が低下しており、栄養や酸素をしっかりと運べなくなってしまっているのです。

「ストレスフリー療法」によって赤血球が正常な形に回復することで、本来の機能を最大限に果たせるようになり、血流増加との相乗効果で、体のすみずみまできちんと栄養や酸素が届けられるようになります。

脳内血流を高めれば、うつを改善できる

「ストレスフリー療法」によって、血管を拡げる作用のあるペプチドホルモン（血管作動性ペプチド＝ＶＩＰ）が増加するのですが、この物質はセロトニンの分泌を誘導することが分かっています。

セロトニンが不足すると、精神のバランスが崩れて、例えばうつ病などを発症するといわれており、「ストレスフリー療法」はうつ病の改善に大きな力を発揮しています。

また、うつ病患者はストレスホルモン（コルチゾール）の値が高いことが知られています。

つまり、コルチゾールの値を低下させることが、うつ病の症状改善にも極めて有効

なのです。

私は、うつ病の根底には脳内の血流低下があると考えてきました。

ストレスは、ストレスホルモンのコルチゾールの値を高めるだけでなく、全身の血管を収縮させ、血流を低下させます。

ストレスホルモンの過度な分泌が、同時に脳内血流の持続的な低下につながり、その結果、大脳をはじめとした脳内の諸器官がダメージを受け、それがうつ病などの精神疾患に発展していくと考えられます。

つまり頭部への血流を増やすことで、ストレスホルモンを低減させれば、精神疾患を改善することができるのです。

私が発見した「若返りのツボ」は、特に頭部への血流を改善します。

すでに「究極のツボ」や「若返りのツボ」を刺激することで、ストレスホルモンが低下し、うつ病の症状が大幅に改善した事例が多数見られています。

認知症の要因の一つも血流低下

認知症もうつ病と同様の問題に起因すると考えられます。

厚生労働省の推計では、認知症の方は全国に300万人以上いて、2025年には470万人に達すると予想されています。

認知症の定義は次のとおりです。

「脳の何らかの障害・疾病により、一旦獲得した記憶力や判断力などの知的機能が低下し、家事、着替えなどの日常の動作、さらには、金銭管理能力等が失われ、諸々の生活能力に障害をきたし、他人の介助なしでは生活が困難な状態」

私は認知症に、意欲減退・不安・落ち込みなど、うつと同様の症状が初期にみられることに注目しました。

つまり、うつなどの精神の病、アルツハイマー型認知症などの様々な「脳疾患」は、実際はひとくくりにできる疾患なのではないか、と考えられるのです。

軽度の「ある原因」によって起きるのが、パニック障害。それが進行してうつ病となり、さらに進んで、脳細胞の変形や破壊によってアルツハイマー病を引き起こし、最終的に認知症に至る――。

その「ある原因」とは、もちろん血流です。

脳の血流が減ると、脳細胞の死滅、脳の萎縮が起きていく。これがアルツハイマー型認知症の引き金になっているのではないか。加齢や動脈硬化、ストレスによって大きく減じられた血流低下こそ、認知症の主因なのではないか。

２０１７年に私が発見した「若返りのツボ」は、頭部への血流改善に大きな効果を発揮します。

近い将来、「ストレスフリー療法」は、アルツハイマー型認知症やパーキンソン病などの脳変性疾病や、記憶力の回復などに大きく寄与すると考えています。

第4章

悩んでいた症状が改善しました！

CASE 01

前立腺の病気

体質を改善する為ストレスフリー療法を続けていきたい

55歳／男性
東京都世田谷区

私は20年前から前立腺の病気と付き合っています。当然、病院には通っていますが、それ以外にも東洋医学や鍼灸、ヨガ、太極拳、気功、ストレッチなど、健康に良いと言われるものは手当たり次第に試してきました。

私の病気は完治がなかなか難しいと医師から言われていましたので、藁にもすがる気持ちがありました。本当に完治が難しいとしても、少しでも改善させたい、せめて痛みから解放されたい。そういう強い思いがあったのです。

ストレスフリー療法を知ったきっかけはテレビです。

ある日、テレビの情報番組で、たまたまストレスフリー療法を紹介していたのです。私は、この耳慣れない治療法が気になったものの、「そんなのもあるんだ」という程度で終わりました。

そして後日、たまたまストレスフリー療法の本の存在を知ったのです。短期間で2度も「ストレスフリー療法」という言葉に遭遇した私は、これも何かの縁だと考え、実際に了徳寺先生の本を買って読んでみました。

「血流を改善して免疫力を高める」という治療プロセスの解説を読んだ私は、「これは良さそうだ」と直感しました。そもそも私は、前立腺の病気のほか、体の末端がすぐに冷える体質でもあったのです。

冷えが健康に良くないことは、なんとなく知っていましたが、冷えと免疫力に明確な因果関係があることは、了徳寺先生の本で初めて知ったのです。

ストレスフリー療法によって冷えを改善すれば、前立腺の持病の改善に繋がるかもしれない。そう思った私は、もちろんストレスフリー療法を試してみました。これがちょうど1年前の話です。

ストレスフリー療法を始めると、本当にすごく体調が良くなったのでびっくりしました。治療中だけでなく、治療が終わった後も「体が温かくなった実感」が持続するのです。

それ以降、私の平熱は大きく改善されました。以前は体温が35℃前後になることもありましたが、ストレスフリー療法を実践するようになると、平熱が36℃を下回ることがなくなりました。

ストレスフリー療法は、きちんと定期的に実践すれば、高い効果を維持できると思います。ただ、私の場合は様々な事情から、どうしても治療の間隔がまちまちになってしまいました。治療の間隔があくと、やはり体調が悪い方向に戻ってしまいますね。

でも、これはストレスフリー療法が効果を上げている証拠でしょう。週に3回のペースで通っている時期は体調が良いですから。

治療の間隔が2週間以上あいてしまうと、やはり体調も低空飛行になってしまいます。

東洋医学の用語には「好転反応」とか「瞑眩《めんげん》反応」という言葉がありますね。体が健康に向かうときは、まず一時的に症状が悪化し、その後で快方に向かう。その一時的な悪化状態を「好転反応」と言うそうです。

ですから私の場合も、治療間隔があいてしまうと、そのつど「好転反応」が起きていたのかな、とも思います。

クリニックでストレスフリー療法を実施すると、始まる前、治療中、治療後と、3回にわたって血流量を測ってもらえます。私の場合、治療の前と後で、血流がだいたい3倍近く増えます。たまに2倍くらいしか増えないことがあると、「今日は体調が良くないな」ということまで分かるようになってきました。そういう客観的な数字を見ても、一定の効果があると実感できるのです。

私の場合、クリニックが少し遠いので、どうしても定期的に続けられない面がありました。

そうすると、先ほど述べたとおり、体調を保つことが難しくなります。

わざわざクリニックに通わなくても、家庭でストレスフリー療法を実施できる機械もあると聞いたので、将来的に購入も検討しています。

CASE 02

ストレスによる呑気症

きちんと継続することが体質改善に繋がる

55歳／男性
千葉県松戸市

私は自分がストレスへの耐性が弱い体質だと思います。

生活の中で特にストレスを感じていないのに、気づけばストレス性の体調不良を起こしていることが、よくあるからです。ストレスというものは、本人が気づかないうちに、じわじわ溜まっていくものもあるのでしょうね。

私はちょうど10年前から、「ストレスがかかると知らない間に大量の空気を飲み込んでしまう」という症状に悩まされるようになりました。「呑気症《どんき》」という病気だそうです。

　例えば仕事に集中していると、知らない間に空気がどんどん胃に入ってしまいます。胃に空気が入るだけなら特に問題ありません。普通の人でも、胃に空気が入ってげっぷが出ることはよくあるでしょう。

　ただ、私の場合、その空気が胃から小腸のほうに流入することがあるのです。そうするとお腹に激痛がきます。痛みに耐えられなくて救急車を呼んだこともありました。しばらくは、この激痛の原因が分かりませんでした。

　3年ほどあちこち病院に通い、ありとあらゆる検査を行った結果、やっと「呑気症」の病名にたどり着いたのです。

「ストレスが空気の飲み込みに繋がる」と知った私は、可能な限りストレスを排するよう、努力してきました。生活の中でなるべく神経を集中しないよう努めたり、特別な瞑想法を取り入れてみたり、呼吸法を憶えて心を落ち着かせるようにしたり、漢方薬を飲んだりしました。

そんな私が、「ストレスフリー療法」というストレートな名前に惹かれたのは、ある意味、当然と言えるでしょう。

ただ、「ストレスフリー療法を受ければすぐに治るだろう」といった都合の良い期待はしませんでした。「おそらくこうした治療法は、継続することが大事だろう」という直感があったからです。

私は毎週2回のペースで3ヵ月間、通い続けました。職場からクリニックが近いことが幸いして、定期的に通うことができたということもあります。

すると2ヵ月ほどたった頃でしょうか、体調というよりも、精神面が快方に向かっていることを実感し始めました。

自分でも気持ちが朗らかになってきたことが分かったのです。

この頃から、ストレスフリー療法の実施中に、ちゃんと「温かみ」を感じるようになりました。ストレスフリー療法は専用の機械を使ってツボを温めるので、それなりに熱く感じるのは当然です。ところが、通い始めてすぐの頃の私は、まったく温かみを感じませんでした。体の冷えがひどすぎるせいで、体の感覚が麻痺していたのかもしれません。

そこからさらに1ヵ月ほど経つと、今度は劇的と言ってよいほど、呑気症に改善が見られたのです。

お腹に空気が溜まっていたとしても、治療を終えてしばらくするとガスとして出てくるようになりました。やはり血流が増えた結果、腸管の働きが良くなったのでしょう。

ただし、私の場合はここからが問題でした。仕事が忙しくなった為、いくら会社からクリニックが近いと言っても、なかなかストレスフリー療法に通えなくなってしまったのです。

私自身、仕事は楽しんでやっているので、忙しくなっても苦痛を感じることはありません。ただ、最初に述べたとおり、自覚しないままストレスを溜めてしまう傾向があるようで、少しずつ体調が落ち込んでいきました。もちろんストレスフリー療法も中断状態になってしまいましたから、当然といえば当然です。

しかしこのとき、私が最初に抱いていた「継続することが大事だろう」というイメージはやはり正しかったのだ、とも思いました。

今はまだ仕事が忙しい日々が続いていますが、いずれ一段落つけば、専用の機械を使ったストレスフリー療法を再開したいと、強く思っています。

CASE 03

関節痛
腫脹

月に2回程度のペースでも、ストレスフリー療法の効果を実感した

53歳／男性
東京都足立区

私はゴルフの選手をしています。したがって商売柄、「健康によいとされるもの」は常に求めてきました。スポーツ選手ですから、やはり怪我と痛みはつきものです。「痛みをどうやってやわらげるか」は、私にとって生活上の大きなテーマなのです。私はこれまで、痛みの対策としてカイロプラクティックや整体院、鍼灸院などを利用してきました。

実は、西洋医学の病院は、あまり好きではないのです。

そう思い始めたきっかけは、高校生の頃、左膝の靭帯に全治2ヵ月の重傷を負ったことでした。当時は、もちろん整形外科の病院に行きました。しかし、レントゲンを撮っても骨に異常は見られません。結局、湿布を処方されて終わりでした。

もちろん、西洋医学にも良さはありますが、やはり対症療法に終始する傾向はあると感じます。「痛い」と言えば痛み止めの湿布や薬を処方してもらえますが、その先がありません。はたしてそれは治療と呼べるのだろうかと、当時の私は高校生ながら疑問を抱きました。

時は流れ、今では私も50代です。体の回復力がすっかり衰えてきたことを実感します。

2年ほど前から、慢性的な肘の痛みに悩まされるようになりました。肘を少しでも曲げると、ときどきズキーンと刺すような痛みを感じるようになったのです。しかし、普通の病院に行ったところで、やはりレントゲンを撮られて、湿布をもらうだけです。だから私は、これまでカイロプラクティックや鍼灸院を利用してきました。

ある日、妻がちょっとしたきっかけでストレスフリー療法の情報を仕入れてきました。

私は長年、鍼灸院を利用してきたこともあり、ツボの基本的な知識は持っているつもりです。その私から見て、ストレスフリー療法に効果があることは、すぐピンときました。ストレスフリー療法は血流を増やし、それによって免疫力が上がる。そうした説明を妻から聞いた私は、すぐ試してみたのです。

ストレスフリー療法は、東洋医学にないオリジナルのツボを使う点が、従来のツボ押しとは違うなと思いました。30分という短時間で施術が終わる点も、目新しさを感じました。

その日の帰り道で、私はすぐに「ストレスフリー療法はこれまでの治療法とはまったく違う」と確信しました。家に向かう足取りが軽かったのです。また、これはあくまで感覚だけの話ですが、自分自身の「アスリートとしての勘」が、「いまの自分は体調が良い」と訴えてきたのです。この勘は、試合当日に「今日は絶好調だな」とか「良いスコアが出そうだな」と確信する感覚と似ています。

先生から、「最初はなるべく間隔をあけずに5回は通ってください」と言われていたこともあり、私はとにかく5回はストレスフリー療法を続けようと決めました。

ただ、やはり仕事の都合で間隔があいてしまうこともあって、5回通院するのに結局2ヵ月半ほどかかってしまいました。平均で半月に1度くらいのペースですね。これでは効果がなくても仕方ないと私は考えました。

ところが、私の予想は良い方向に裏切られました。

以前のような肘にズキーンとくる痛みが来なくなったのです。妻にも、「あれ、そういえばストレスフリーに通いだしてから、痛みってないよね」という話をしました。すこし高めだった血圧も、ストレスフリー療法をはじめてから下がりました。

私はその2ヵ月半の間、他の治療法を掛け持ちしたり、特に生活習慣を変えたりはしていません。仕事の量を減らしたわけでもありません。したがって、痛みがなくなったり血圧が下がったりしたことと、ストレスフリー療法との因果関係は明白です。

今は、肘の調子が良くなったことに加え、仕事が忙しくなった為、私自身はストレスフリー療法を中断していますが、代わりに妻が足繁く通っています。

CASE 04

冷え
更年期障害

きちんと継続する為
自己管理も大切

51歳／女性
東京都世田谷区

ストレスフリー療法を始めてから1年半ほどになります。

数年ほど前、体調不良が続いたときに、近くの内科で血液検査をしてもらいました。その結果、女性ホルモンの数値が下がっていたことが分かりました。でも医師からは「この症状は年齢的なもので、（更年期の女性には）よくあることですね」と言われただけでした。特に病名がつくこともなかったので、その後は本格的な検査をすることもありませんでした。

でも、私自身は漠然とした体調不良をずっと感じ続けているわけです。「よくあることだから病気ではない」と言われてしまうと、この状態が一生ずっと続くのかと考えてしまい、本当につらくなりました。するとますます体調が悪くなっていくのです。気分が落ち込み、動悸も激しくなることが多く、体も重く感じて……、常に咳をしているような状態にまでなりました。

実は、ストレスフリー療法の存在は、ずっと前から知っていました。私の友人が一時、更年期障害から強いうつ状態に陥っていたことがあったのですが、数年前にストレスフリー療法を始めると、みるみる調子が良くなったのです。しかもその後、1～2年かけて彼女の肌のツヤが若返っていく様子を、私は間近で見ていました。

そこで、彼女にクリニックを紹介してもらったのです。

効果は期待どおりでした。もちろん、一度や二度クリニックに通ったからといってすぐには変化を実感しませんでしたが、1年近くたつと明らかに体の冷えが軽減され、血圧が低くなりました。「そういえばいつのまにか自分も健康になったたな」と、ある日ふと気づいたのです。

当初、ストレスフリー療法は週に1回のペースで通っていました。本当はもう少し多くやる方がよいと思いますが、クリニックが遠いこともありましたから……。

それでも私の体調は、前述のとおり1年ほどで良くなった為、そこでちょっと怠けてしまったことがありました。

しかし、クリニックに通う間隔があいて1ヵ月もたつと、また体調が悪くなっていったのです。血圧も元の高い状態に戻ってしまいました。これはまずいと思い、以降はきちんとクリニックに通っています。

最近では、自分で体調が良くなってきている実感がわけばわくほど「もうちょっと（ストレスフリー療法に）行きたいな」という気持ちになってしまい、週2回以上のペースでクリニックに通うようになりました。もう依存症に近いかもしれませんね。片道1時間以上かかるのに、2日連続でクリニックに行くこともありますから。

私は、ストレスフリー療法以外は、特別な治療法や健康法は実践していません。食生活にもあまり気をつけていません。ストレスフリー療法だけで十分と思っています。ただ、ストレスフリー療法を怠けて体調が悪くなった経験がありましたから、やはり自己管理が大切だと思うようになりました。

少し恥ずかしいのですが、最近、主人が私を見て「なんか若々しくなった」と言ってくれました。血流が良くなって、見た目にも肌ツヤが変わったのでしょうか。こういうことがあると、ストレスフリー療法を続けてきて本当に良かったと思います。

クリニックでのストレスフリー療法は、一般的な鍼灸よりもお金がかからないことも魅力です。ただ、私の場合は長く通っているので、専用の機器を買って（家庭でストレスフリー療法を実施して）いれば、とっくに元が取れる計算になってしまいました。今は先生とお話しするのが楽しみな意味もあるのでクリニックまで通っていますが、いずれは機器を買って自力でやりたいと考えています。

CASE 05

不整脈

80歳でマスターズ水泳に出場すべくストレスフリー療法で不整脈を改善

78歳／男性
東京都町田市

私は、「マスターズ水泳に出場して記録を打ち立てたい」という夢があります。これまでも何度かチャンスはあったのですが、そのたびに持病の不整脈の症状が出てしまい、挑戦を断念してきました。

マスターズ水泳というのは、５歳ごとの年齢別でクラスが分かれているのです。私は今年で78歳ですから、２年後には80歳クラスにデビューとなります。当然ですが「そのクラスでいちばん若い、ジャストの年齢」が、記録を出す上でもっともチャンスが大きいのです。

したがって、私はその2年後のタイミングを狙っています。本番までに心肺機能をベストの状態にもっていき、持病も克服しておきたい。

マスターズ水泳の夢をずっと持ち続けてきたこともあって、私は純粋に体を鍛える為にジムへ通っていました。そんなある日、ジムでトレーニングしながら心拍数を上げていくと、ふっと拍が途絶える瞬間があると気づいたのです。おそらく、普通の人が普通の生活をしているだけなら、気がつかないでしょうね。いちおう病院に行ってみたのですが、「(ジムで脈を測って初めて気づく程度であれば)気にするほどでもないだろう」と言われました。

たしかに、普通の日常生活には支障ないのかもしれませんが、水泳という激しいスポーツをする上で不整脈は放置できません。

私はそれ以来、地元の病院の循環器科に通院して、薬を処方してもらうようになりました。しかし病院の医師は、何かというと不整脈を加齢のせいにするきらいがありました。人間は生きているだけで日々、加齢していきます。本当に加齢だけが不整脈の原因なら、「あなたはこの先ずっと治らない」と言われた気がしました。

私はそれに納得できなかったので、一度は病院を変えました。

しかし、不整脈は完治せず、不安を抱えながらジムに通う日々が続きました。

不整脈があるとトレーニングできないわけではないのですが、やはり制約は出ます。例えば、急に心拍数を上げるような運動はできません。機器の数字を見ながら、徐々に心拍数を上げるようにトレーニングする必要があります。

「これはもう、特別な治療でぱっと治るものではなく、じっくり治していくしかないな」と腹をくくった私は、負荷の低いエアロバイクを漕ぐトレーニングを取り入れる試みもしました。

そんなときに出会ったのが、了徳寺先生の『「究極のツボ」を刺激すると健康になる』という本だったのです。

不整脈とは、まさに血流が不調となる病気です。不整脈が起こったとしても、ストレスフリー療法で末端の血流を改善できれば、症状も改善するのではないか。そう考えた私は、さっそく試すことにしました。

私はこの年齢でもジムに通って鍛えているくらいですから、日常生活を送る上では「健康」ですごしている自負があります。

とは言え、ストレスフリー療法を始めてから約2年。以前に比べると不整脈が発症する頻度は格段に低くなりました。もしも病院の医師が言ったように、不整脈の原因が年齢だけの問題なら、今のように状態が良くなることはありえないでしょう。

ストレスフリー療法の効果は明白だと感じていますが、ここに来るまで年単位の時間をかけて治療してきたことも事実です。こういう治療はじっくり続ける必要があると思っています。

また、ストレスフリー療法だけに頼り切ってしまうのではなく、食生活などもきちんと改善した方が、より効果的だと考えます。

不整脈がひどかった頃は、トレーニングで心拍数を85以上は出せませんでした。

でも、ストレスフリー療法のおかげで徐々に心拍数を上げられるようになり、最近は１２０前後まで出せるようになっています。

２年後のマスターズ水泳挑戦の頃には、心拍数を１３０～１４０までもっていければと思っています。

もう若くはないことは分かっていますが、やはり若い人には負けたくないという思いはありますね。その為、もちろんストレスフリー療法は続けていこうと思っています。

CASE 06

ストレスによる
不定愁訴

これは信用できる!
と思った「ストレスフリー療法」

55歳/女性
東京都調布市

45歳の頃から、10年にわたって、いろいろな体調不良に悩まされてきました。めまい、冷え性、食欲不振、耳鳴り、視力の低下、低血圧と、挙げればきりがありません。

ところが、定期的に健康診断を受けると、いつも結果は「正常」と出るのです。たまたま体調が悪くて体重が落ちたタイミングで健康診断を受けると、数値的にはもっとも良い結果が出る始末です。

このように、様々な自覚症状があるにもかかわらず、検査しても問題が出てこない状態を「不定愁訴《ふていしゅうそ》」と呼ぶらしいですね。年齢を考えると、更年期障害が影響していたのかもしれません。ただ、最大の原因は人間関係から来るストレスだということは、自分ではっきり分かっていました。

人間にとって一番のストレスは人間なんですよね。人付き合いの中でストレスが溜まった結果、免疫力が落ちて体調が悪くなるのか、逆に体調が悪いからこそ、仕事上の人付き合いなどでストレスを感じるようになってしまうのか……。正直、自分ではよく分かりません。一時は軽いうつ状態になっていたと思います。

いくら不快な自覚症状があっても、検査で問題が見つからなければ、病院では何も治療してくれません。

仕方がないので、自分で治療法を探していろいろ勉強しました。実際に様々な治療も体験しました。

「（体調不良の）原因がよく分からない以上、薬には頼りたくない」という思いが強かったので、できるだけ薬を使わない治療法を探しました。

まずは、会社のすぐ近くにある「気功」を試してみました。どんな治療法も、継続しないと意味がないだろうと思っていた私は、それなりに頑張って通いました。

しかし、一向に改善しません。

そこで、次は地元の鍼灸院に行ってみました。今から振り返ると、鍼灸には一定の効果があったと思います。それまで漠然と抱いていた不安感もある程度は取れました。でも、体調が根本的に改善するまでには至りませんでした。その次に試したのは整体です。整体の先生には「背骨がS字のように曲がっている」と言われ、治してもらいました。

カイロプラクティックにも通いました。そこでは「副腎疲労を回復させる」というたっていましたが、最終的には「サプリメントを飲んでください」と言われてしまいました。

「結局また薬しかないのか」と幻滅したことを覚えています。

いろいろな治療法を試してみて、どれも自分にとって決定打にはならなかったのですが、おかげで自分の体のことをよく理解できるようになった、とも思います。

新しい治療法を始めたとき、１～２回くらい試しただけで「これは自分の体に合うな」とか「これは効果がないな」という判断がつくようになってきたのです。

鍼灸や整体など、一定の効果が出たものもありました。ですが、結局うわべの症状を治すだけでは根本的な解決にはならないと考えるようになりました。

その頃、図書館に通って、健康に関する本を読みあさりました。とにかく片っ端から本を読んで、良さそうなものは実践していく。すると、やはり本の見出しを見るだけで、自分に合うか合わないかが判断できるようになってきたのです。特に本の場合は、完全なデタラメを書いているものがたくさんありますからね……。

そんな生活を続けているうちに、了徳寺先生の『「究極のツボ」を刺激すると健康になる』という本に出会いました。

「これは書いてあることも理屈に合っているし信用できる！」と感じました。

そこで、すぐにインターネットでクリニックの場所を調べ、伺ってみたのです。

初めてのストレスフリー療法では、（レーザーが熱いはずなのに）いっさい熱さを感じませんでした。スタッフの方に「もしも熱ければもうちょっと弱くしますよ？」と言われても、何も感じていなかったのです。当時の私は「氷みたいに足が冷えていて、これは相当悪いんだな」と考えました。

そこで私は、とにかく週に一度のペースでしばらく通おうと決心しました。

こういう治療は、効果が出るまである程度は継続する必要があると覚悟していたのですが、意外にも2回目のストレスフリー療法ですぐに効果を実感しました。レーザーの熱を感じることができたのです。「これは信じてやっていこう」という気持ちになりました。

そのうち、ストレスフリー療法に通うことが楽しみになりました。

長年にわたって私を悩ませてきた症状（冒頭で述べた、めまい、冷え性、食欲不振、耳鳴り、視力の低下、低血圧など）は、今では殆んどが改善しています。

実は、親を介護する必要が出て、ここ数ヵ月はクリニックに通う時間がなくなってしまいました。もちろん、体調が改善されたことで「通わなくても大丈夫」と判断したということもあります。

それ以降は、せめて自宅で「究極のツボ」を毎日刺激するようにしています。自力でツボを押すだけでもやはり一定の効果はありますね。ただし、ストレスフリー療法の方がさらに効果がみられると思います。

このたび、この本のインタビューを受けることになったので、自力でやっているツボ押しがどれくらい効果を上げているのか確認する意味もあり、久しぶりにストレスフリー療法のクリニックに行きました。そうしたら血流の値がすごく上がっていました。

体調が良くなっていることは実感していましたが、客観的な数字で見ると、やはり嬉しかったですね。

健康を維持する上で本当に必要なものはやはり「継続」だと思います。たぶんストレスフリー療法をやれば、多くの人はすぐに体調が良くなるでしょう。だからといって、それで大丈夫というわけではなく、継続しなければ以前の悪い状態に戻ってしまいます。ストレスフリー療法は、とても継続しやすくて優れた健康法だと思います。

CASE 07

中性脂肪高
体調不良

3ヵ月継続したら中性脂肪の値が一気に100も下がった

67歳／女性
東京都墨田区

私は中性脂肪を正常化する為の治療を8年ほど続けていました。50代の初めの頃から、ときどき家の中で意識を失って倒れることがあったのです。本当は、そのときすぐに病院に行くべきだったのでしょうね。でも、当時の私は「倒れる」ということに慣れてしまっていたのです。「別にたいしたことない」と思って、そのまま放置していました。

すると、ある日の健康診断で、中性脂肪の値が「５００」と出たのです。中性脂肪は基準値が150以下とされていますから、3倍以上もの異常値です。医師から「この数値でよく倒れませんでしたね」と言われました。「そう言われてみると、実際に倒れていました」と答えたことを覚えています。

それ以来、中性脂肪を下げる薬を服用し始めました。すると薬の効果ですぐに数値が200ほど下がり、300前後になりました。しかし、そこでピタッと止まってしまったのです。

以前よりかなり下がったといっても、まだ基準値の2倍です。もう少し下げる方法はないものかと考えていました。

話が変わるようですが、近所に100歳を迎えるおばあさんが住んでいます。この方が本当に元気なんですよ。私よりも30以上は年上なのに、歩くスピードは私より速いし。日本舞踊も続けていらっしゃって、頭の方も私よりも明晰なんじゃないかと思うくらいです。「何故そんなにお元気なんですか?」と伺ったら、ストレスフリー療法というものに通っていらっしゃると分かりました。もちろん、すぐに紹介していただいて、私も治療を受けてみたのです。
そうしたら、約3ヵ月で中性脂肪の値が一気に190にまで下がったのです。「3ヵ月かかったのなら、『一気に』とは言わないんじゃないか」と思うかもしれませんが、私は8年間も薬を飲み続けて200の壁を切ったことが一度もなかったのです。ところがストレスフリー療法を始めたら、3ヵ月で100以上も記録更新できました。本当に「一気に下がった」という感覚です。

病院の医師からは「中性脂肪が高い原因のひとつは遺伝」と聞きました。遺伝性の体質は、少々努力したくらいじゃ変わらないそうですね。実際に私の兄弟も中性脂肪の値が高く、みな薬を飲んでいたのですが「なかなか下がらない」と言って、みんな薬をやめちゃったんです。それで動脈硬化でも起こしたら後の祭りですから、やはり薬は飲んでおいた方が良いと私は思いますが……。一方で、薬の副作用が気になることも確かです。

しかし、ストレスフリー療法は薬と違って、余計な副作用がいっさいありません。薬よりもはるかに効果が高いのですから、続けない理由はありません。

とにかく続ければ、他の病気も治ると信じています。

「他の病気」というのは、いろいろありますよ。やはりこの年になると、体のいろんなところが不調になります。特に私の場合、短期間に娘と主人が続けて亡くなったことがあり、軽いうつ病になっていた時期がありました。

日中はそうでもないのですが、夕方になってくると気分が落ち込み始め、夜はなかなか寝つけなくなります。どうしても眠れないときは、導眠剤や抗うつ剤などを飲んでいました。

ただ、どんなに悲しいことがあったとしても、時の経過とともに心は落ち着いてきます。

ですから、近年は気分が落ち込むことも減ってきていました。定期的にストレスフリー療法に通うようになると、自分の精神が明らかにリラックスできるようになってきたのです。

ストレスフリー療法は痛くもかゆくもありません。温まって寝ちゃうくらいの気持ち良さです。それだけで病気が良くなれば、本当にうれしい。近所の１００歳のおばあちゃんのように、私もずっとストレスフリー療法を頼っていきたいと思っています。

CASE 08

冷え
浮腫・めまい

初めて実施した日に温かさが持続することにびっくり

49歳／女性
横浜市青葉区

私はとにかく冷えがひどく、頻繁に貧血を起こす体質です。

ストレスフリー療法に出会うまで、それなりの試行錯誤を続けてきました。漢方薬や鍼灸はもちろん、「冷えにはショウガがいい」と言われればショウガを食べ、「発酵食品がいい」と言われればそれも試しました。普段の生活習慣でも、お風呂に入れば必ず湯船に浸かるとか、冷たいものは取らないとか、なんでも片っ端から実践してきました。「血の巡りを良くして冷えをなくす」と言われている治療法や健康法は、ほぼ一通り試してきたと思います。

様々な努力をした結果、冷えについては一時的にましになることもありました。しかし、貧血に関しては年々ひどくなっていくばかりです。

そんなとき、友人からストレスフリー療法を紹介されたのです。正直に言うと、そのときは半信半疑でした。「ただ30分ほど寝てツボを温めるだけで体調が改善する」と言われても、そんな都合の良いことがあるのかと……。

しかも、横浜の家から両国のクリニックまで通うとなると、往復で3時間はかかります。実際に足を運ぶまでのハードルはかなり高く、なかなか決心がつきませんでした。

でも、冷えについて勉強すると、漢方の本でも、鍼灸の本でも、必ず「血流がいかに大事か」という話が書かれています。ですから、ストレスフリー療法の根底の仕組みは間違っていないのだろうと思いました。「理屈が合っている以上、効果があるのではないか」と思い、意を決してクリニックに行ってみたのです。

すると、初回で劇的な効果が実感でき、たいへん驚きました。

ストレスフリー療法の本質は「ツボの刺激」ですから、それ自体は特に目新しいものではないと思いました。正直、治療中は「こんなものか」と思っていたのです。ところが、家に帰ってからが違いました。その日の夜は、寝るまでの間ずっと体が温かかったのです。

私が以前やっていた鍼灸や整体、ホットヨガ、サウナといった冷え性対策の場合は、「それをやっている最中は温かくても、終わったらすぐに冷える」というのが当たり前でした。どんな方法を試しても、温かいのはその場だけだったのです。それをストレスフリー療法が初めて覆しました。

私はいつも冷えで顔色が悪く、お風呂から上がった直後でも主人から「本当にお風呂に入ってきたの?」と言われるほどです。ところがストレスフリー療法を初体験した夜、私の顔の血色がいいので、主人がたいへん驚いていました。

ストレスフリー療法に通い出してから、半年がたちます。それで劇的に健康になったというわけではありませんが、冷えの改善にともなって、じわじわと体質が変わってきていることを実感しています。

実は、ストレスフリー療法の先生からは「この治療だけで良くなります（だからほかの治療法を併用しなくてよい）」と言われていたのです。そうは言っても、私は腰痛や凝りには鍼が効くと感じていましたから、しばらくは並行して鍼も継続していたのです。

ある日、ストレスフリー療法の後にそのまま鍼をハシゴしたことがありました。すると、鍼が体に入るときの感じが、まったく違ったのです。

私はすごく体が硬いので、鍼灸師の先生にもよく「針が入りにくい」と言われるほどでした。いつも鍼を刺されると、自分の筋肉がぐっと鍼をつかむ感じがして、なかなか入らないのです。ところがストレスフリー療法を受けた直後だと、鍼が何の抵抗もなくすーっと入る感覚だったのです。

その一件で、「私の体はストレスフリー療法で変わった」と確信しました。

CASE 09

慢性鼻炎
便秘

2日に1度のペースできっちり続けて健康維持に効果があったと実感

40歳／男性
千葉県市川市

ストレスフリー療法を始めて3年半になります。

私は、比較的早い時期から、開発モニターのような形でストレスフリー療法を実施していたので、ほかの人より長期にわたって治療をやっている方だと思いますね。

私はもともと、慢性的な鼻炎と便秘に悩まされていました。

ところが、ストレスフリー療法を始めると、どちらの症状もすぐに解消しました。

なにぶん古い話なので詳しく覚えていませんが、始めて1ヵ月もしないうちに効果を実感したと思います。

私はモニターとしてストレスフリーの機器をいただいていたので、自宅で（自力で）ツボを刺激していました。

当初は機器の目新しさも手伝い、2日に1回くらいのペースをきっちり守って治療を続けていました。その為、効果も大きかったのでしょう。

以降、1年以上にわたって「2日に1度、30分の治療」を続けていたのですが、ある時期から急に仕事が忙しくなり、ストレスフリー療法の間隔があくようになりました。もちろん、できるだけ暇をみつけて治療をやるよう努力はしたのですが、それでも最大2週間以上の間隔があく状態でした。

ただ、ストレスフリー療法の間隔があいたからといって、すぐに鼻づまりや便秘が再発することはなかったのです。

そこですっかり油断してしまったのですね。

まじめにストレスフリー療法をやらなくなって3ヵ月ほどたったある日、急にお腹に激痛が走り、そのまま私は救急車で運ばれてしまいました。

直接的な原因は虫垂炎……つまり盲腸です。もちろんそのまま入院しました。

一般的な虫垂炎の場合は、殆んどの人がすぐ手術して3日以内に退院できるらしいのです。

しかし私の場合は症状が重く、腹膜炎を併発していた為、「入院期間は10日以上になるだろう」と医師に言われました。


虫垂炎という病気はある意味、運に左右されるそうです。特に不摂生などしていなくても、誰でもかかる可能性がある病気だと聞かされました。

ですが、虫垂炎も結局は内臓の炎症です。したがって、「ストレスフリー療法をきちんとやって免疫力が高い状態なら予防できたんじゃないか」と私は思いました。

なんと言っても、入院前の3ヵ月間で5～6回しかストレスフリー療法をやっていなかったのですから。ずっと続けてきた治療法をさぼったせいで、免疫力が落ちていたのではないか。それが、虫垂炎の遠因になったのではないか。私は、素人ながら、そう考えました。

そこで、病院に許可をもらい、手術の翌日からストレスフリーの機器を持ち込み、自分で治療を再開したのです。

ツボの刺激は、やはり1回あたり30分。それを1日に3回ずつやりました。

こういう治療は、たくさんやればいいというものではないのかもしれませんが、入院中は暇なので、「どうせ寝ているだけなら少しでも（ストレスフリー療法を）やっておくか」という思いでした。

すると、ストレスフリー療法を始めた翌日に、いきなり血液の「ＣＲＰ（炎症反応）」の値が半減したのです。虫垂炎・腹膜炎も「炎症」のひとつですから、ＣＲＰが下がったということは、それらの炎症が良くなってきた証拠です。

そして、さらに翌日以降も私のＣＲＰ値はどんどん下がっていき、なんと5日目に退院することができました。

もともと10日以上は入院が必要だったはずが、半分の期間で退院できたのです。

これには病院の医師も驚いていました。


退院して以降、私は二度とさぼることなく、きっちり2日に1度のペースでストレスフリー療法を実施しています。

私は長年ストレスフリー療法を実践してきて、鼻炎や便秘が良くなったことは実感していました。しかし正直に言うと、「ストレスフリー療法のおかげでストレスが軽くなった」という実感はなかったのです。

それは、もともと私がストレスをあまり感じない性格だったことが大きいでしょう。

でも実際には「ただストレスを自覚していないだけ」であって、知らず知らずにストレスはたまっていたのだと思います。仕事を一生懸命やっているときは神経がたかぶっているので、仮にストレスがあっても「これがストレスなのかな」と感じる暇もないのでしょう。

考えてみれば、私にもちょっとした肩こりや、夜に眠れなくて目がさえてしまうことが、しばしばありました。今から思えば、それらはストレスが蓄積された結果だったと思います。

なぜなら、ストレスフリー療法をきっちりやるようになって以降は、軽い肩こりすらなくなり、夜もぐっすり眠れるようになりましたからね。

モニターとしてのストレスフリー療法の体験期間はとっくに終わりましたが、私は今後もこの治療法をずっと続けていくつもりです。

CASE 10

発作性の
不整脈

初めてでも簡単にできた家庭でのストレスフリー療法

49歳／男性
東京都日野市

私はこれまで、概ね健康に過ごしてきたと思います。

毎年の健康診断でも、一度も問題を指摘されたことがなく、体に関する悩みとは無縁でした。

ところが、今から約1年前、急に心臓の発作が起こったのです。

「なにか心臓がどきどきした」といったレベルではありません。意識が飛ぶ寸前になるほど激しい動悸で、職場の同僚も私の異変に気づくほどでした。

私は今まで健康で過ごしてきた自負があっただけに、いきなり激しい症状に見舞われて大変な不安を感じました。

すぐに循環器内科に行って詳しく検査してもらったところ、「発作性上室性頻拍の疑いがある」と言われました。

あまり聞いたことがない小難しい病名だったので、医師に具体的な説明を求めたところ、「心臓の筋肉を動かす為の信号を伝える神経が通常1本のところ、生まれつき2本ある病気ではないか」と言うのです。

つまり、心臓が（2本の神経から）信号をダブッて受け取った結果、不整脈が起こる。そういう理屈だそうです。これを治療するには、「ダブッている神経のいずれかを焼き切る」という手術をするしかありません。

もちろん私は、すぐに手術の予約を入れましたが、2ヵ月近く待たされることになりました。

手術を待つ間、私はいつでも発作が起こる可能性がある為、常に動悸を抑える薬を持ち歩かなければなりません。

そして迎えた手術の日、結局「私の心臓にはダブッた信号線はなかった」ということが分かりました。

私は「発作性上室性頻拍」ではなかったのです。

そこで改めて、「おそらく発作性の心房細動だろう」という診断が下されました。

ここでも「おそらく」と前置きされたくらいですから、結局はっきりしたことは何も分からないのです。

とりあえず私は、生まれつきの心臓の異常ではない。それだけははっきりしました。でも、それ以外は何も分かりません。原因が特定できない以上、根本的な治療法もないのです。

したがって、「動悸が起きたらそのつど薬で抑える」という対症療法しかありません。これまで2ヵ月間続けてきた「薬を持ち歩く生活」が、今後も一生続くかもしれない。私はそう宣告されたと受け取りました。

以来、私はすっかり気分が落ち込んでしまいました。

心臓の発作で倒れる前に、うつ病で倒れるのではないかと思ったほどです。

そんなとき、友人が私にストレスフリー療法を紹介してくれました。

いきなり気分が塞ぎ込んでしまった私を、見るにみかねたのでしょう。

私は最初、あまり乗り気ではなかったのですが、友人が専用の温熱機器を貸してくれると言うので、とりあえず試してみることにしました。

説明書の指示にしたがって4点のツボに端子を貼り付け、温熱刺激を開始します。

ストレスフリー療法は本来、１回30分ですが、初めての体験で、使い方をよく理解していなかった私は、このとき1時間も温熱刺激を続けてしまいました。

その効果はてきめんでした。

塞ぎっぱなしだった気分が、急に晴れやかになったのです。

私は、気分が良くなったという効果より、むしろ「初めてなのにツボの位置を間違えることなく実施できた」ということに驚きました。

私はツボの知識はいっさいありません。なので、初めてストレスフリー療法を試す際、「本当にこの位置で（ツボは）合っているのかな？」というのが一番の不安でした。

「でも、これだけ気分が良くなった以上、ちゃんと正しいツボの位置を刺激できたんだな。初めてでもうまくやれるものだ」と妙に感心したことを覚えています。

私は、その翌日以降も欠かさずストレスフリー療法を続けました。

数週間後、動悸の発作がまったく出なくなったことに気づいたのです。

初めて動悸が出てから、初めてストレスフリー療法を試すまで、約3ヵ月間。私は定期的に動悸が起きては薬を飲む生活を送っていました。

ところが、ストレスフリー療法をやるようになって以来、現在に至るまで一度も動悸が起きていないのです。

効果を実感した私は、自分でストレスフリー療法の機器を購入しました（友人には返却しました）。それから約10ヵ月になりますが、今日までほぼ毎日、ストレスフリー療法の実践を続けています。

CASE 11

腎結石
前立腺肥大

わずか10日の実施で腫瘍マーカーの数値が激減

83歳／男性
鹿児島県鹿屋市

私は、２０１７年12月の夜中に猛烈な腹痛に襲われて目が覚めました。とにかく激痛で呼吸もままならない為、午前４時に家族の車で、病院の緊急外来に運び込まれたのです。

前日より便秘だったこともあり、腹痛も便秘が原因だろうと安易に考えていた私は、医師にその旨を伝え、浣腸を実施しました。しかし、効果がなく、医師からは「１日や2日くらい便秘になった程度で、普通はこれほどの激痛になることはない。最悪、癌の可能性もあるので、大きな病院で精密検査をしたほうが良い」と言われました。

朝になり、改めて大きな病院に行って検査したところ、検尿の際に尿が出ないことに気づいたのです。医師からは、検査の結果が出るまで3日かかると説明され、いったん家に帰されました。

それから、尿を強制的に出す為に尿管にカテーテルを挿入し、（尿を溜めるための）袋を下げた状態での生活が始まりました。とりあえず、お腹の激痛はおさまったものの、見た目はまるで重病人です。私は、暗澹たる気分になり、自宅で療養することになりました。

自宅療養しながら、3日後、検査結果を聞くために病院に行ったところ、医師から「腎結石および前立腺肥大」と伝えられました。さらに癌の疑いもあるとのことでした。PSA（前立腺特異抗原）というマーカー検査で、正常値は4以下とされているところ、私の数値は27でした。医師によると、「癌の確率は五分五分より高い」とのことでした。

とりあえず「腎結石と前立腺肥大は、今すぐどうにかなるほど重篤なものではないから、しばらく経過を観察しましょう」という話になりましたが、やはり問題は癌のほうです。

この時点では、実際に癌かどうかはっきりしたことが分からないとのことで、次は10日後に精密検査を受けることになりました。その検査の結果が出るのはさらに３日後なので、合計２週間くらいは「癌かもしれないし、そうじゃないかもしれない」という不安な気持ちで人生の終末を考えていました。

そんな生活を続けていると、親戚の了徳寺先生が年末のご挨拶に来てくれました。「どうした？」と言われ、今の状況を伝えたところ「ストレスフリー療法を試してみなさい」と言われ、藁にすがる思いで、その日から１日30分〜１時間、自宅でストレスフリー療法を実施しました。

すると、ストレスフリー療法を始めて３日後、体が楽になり、安眠できるようになりました。

そして、精密検査を行い、結果に驚きました。腎結石はありましたが、検査のあらゆる数値が良くなっていたのです。ＰＳＡの値も正常値まで下がり、癌細胞もまったく発見されませんでした。ずっと挿入したままで生活していた尿管のカテーテルは、「いったん外して様子を見ましょう」という話になり、病院から帰宅した数分後には、自力で尿が出たのです。それ以来、病院には行かず、元の生活に戻ることができました。

今は、病気の予防としてストレスフリー療法を毎日欠かさず実施しています。

CASE 12

花粉症
胃痛・ED

ストレスに起因する症状がすべて改善し夜も熟睡できるようになった

40歳／男性
千葉県千葉市

10年くらい前に突然、私は花粉症になりました。

以来、毎年12月頃には目や鼻に症状が現われ、4月いっぱいは花粉に苦しめられる生活が始まりました。

それまでは、花粉症といえば「春先に症状が出るもの」というイメージを持っていました。しかし、実際に自分が花粉症になると、1年の半分近くは症状に悩まされていたのです。まさかこんなに苦しいものとは思ってもいませんでした。

当初、私は市販の錠剤や点鼻薬、点眼薬などを使って花粉症対策をしていました。

しかし、症状は年々ひどくなる一方です。そして5年前、ついに私は病院に行くことにしました。

病院で処方される抗アレルギー剤は、市販の薬よりも確かに良く効きましたので、以降は定期的に通院することにしたのです。ところが今度は別の悩みが出てきたのです。病院の抗アレルギー剤を飲むと、副作用でどうしても眠くなってしまい、仕事に支障が出るようになったのです。

さすがに仕事中に居眠りするようなことはありませんでしたが、思考力や判断力が落ちることで、仕事の能率が眼に見えて悪くなってしまいました。

私の職種は絶対にミスが許されない性質のものでしたから、ただでさえストレスがたまりやすい傾向にあったのです。そこへ薬の副作用（眠気）とも戦うこととなり、翌年（4年前）あたりから著しく体調が悪化してきたのです。

最も影響が大きかったのは、慢性的な胃痛です。自宅と職場、バッグ、車の中など、あらゆる場所に胃薬を常備する必要に迫られていました。

仕事の繁忙期や、花粉症の症状がピークを迎える春先になると、下痢や頭痛、果てはＥＤ（勃起不全）にまで悩まされるようになりました。

下痢や頭痛であれば、まだ自分一人の問題で済みますが、ＥＤは相手にも関わってくる話です。その為、一時は妻との関係も険悪になってしまい、それがさらなるストレスになり、体調がさらに悪化する……という悪循環に陥りました。

私はこうした状況を数年間、だましだまし過ごしてきましたが、ついに昨年、「さすがにこのままではまずい」と思い、ストレスフリー療法を実施するクリニックに駆け込んだのです。

ストレスフリー療法を選んだ理由ですが、私は明らかにストレスに悩まされていたので「ストレスフリー」という名前に惹かれた部分はあったでしょう。

私は「ちょっと試してみて、もしも効果がなさそうなら、次は鍼灸や漢方薬などを順番に試していけば良い」という軽い気持ちでした。

ところが、初めて実施した日の夜、たいへんよく眠れたことに私は驚きました。

それまで自覚はしていなかったのですが、私はいつも眠りが浅かったようです。特に花粉シーズンは24時間鼻がつまっている状態なので、夜にあまり眠れないのは当然といえば当然でした。

ストレスフリー療法の効果を実感した私は、週に1〜2回のペースでクリニックに通うことにしました。本当は毎日でも通いたかったのですが、やはり仕事の都合がある為、そうもいきません。

とは言え、ストレスフリー療法をやった日とやらない日では、明らかに睡眠の質が違います。「これは何がなんでも毎日やらないといけない」と考えた私は、ついにストレスフリー療法の家庭用機器を購入していました。

購入してから、私は毎日30分間、欠かさずストレスフリー療法を実施しています。

当初は、なんとなく「寝る前にやったほうがよく眠れるだろう」と思い、夜にストレスフリー療法を実施していました。

しかし、一日のどの時間に実施しても、効果があることが分かった為、今では生活ペースに合わせて、起床直後の30分間にストレスフリー療法を実施するようにしています。

今年の関東地方は、前年より2倍くらい花粉が多い予測だそうですね。

このインタビューを受けている時期（12月）は、例年なら既に花粉症の症状に悩まされているはずですが、いまのところまったく症状が出ていません。もちろん、胃痛やEDを含むすべての体調不良もすっかり改善し、妻との関係も良くなりました。これもすべてストレスフリー療法のおかげですね。今後も毎日欠かさず続けていきたいと思います。

おわりに

100年近く前から判っていた病気はストレスで起きるという事実に、現代医学は何故かストレスをとる研究を、果たしてこなかったと言えると思います。

私は天啓を受け、人体からストレスをとる方法を発見しました。

ストレスがかかると私たちの体では、ストレスホルモンと言われるコルチゾールが上昇します。

このコルチゾールは血糖を上げ、血管を収縮させ血圧を上昇させます。この状態が恒常化したのが、糖尿病であり高血圧症なのです。

ストレスがとれてコルチゾールが低減すると、人体に何が起きるのかという人類未知の現象は、驚くべきものでした。

それは3つの現象が三位一体で起こることだったのです。

①ストレスホルモンであるコルチゾールの低減
②間髪を入れずに起きる腸管の蠕動運動の亢進
③ほぼ同時に起きる血流の2倍から4倍の大幅増

これらの現象が必然に起きるのです。

すでに一万を超える臨床や実験から、100%の確率でこれらの現象が起きることが判明しています。このように限りない再現性を有するのが、このストレスフリー療法の最大の特徴と言えると思います。

それだけではありません。沢山の病気の方々と向き合ってきましたが、ストレスフリー療法によって悪化するなどの副作用が皆無であることです。真に安全無比の治療法なのです。

私がこのストレスフリー療法を開発してから、7年の歳月が流れました。ストレスフリー療法を自分に課している私は、この間風邪をひくこともなく、胃痛はもちろん、腹痛はおろか、下痢さえ皆無だったのです。

それだけではありません。眼科で、老化の代表的な病気である白内障の手術予約まで
していた白内障が殆んど治ったのです。左眼のみ回復途中ですが、頑固な左眼の白
内障も、1年半前に発見した若返りのツボによって、回復が進んでいるのです。
若返りのツボの発見は、私たちが古《いにしえ》から願っていた不老長寿の方法が、見つかった
と私は思っています。
何故なら若返るということは、病気や老いを置きざりにして、若い以前の状態へ戻
ることだからです。
つまり若返りのツボは、人体を若返らせ病気がなくなることを指しています。
若返りのツボで起きている現象は、世界で初めて開発された眼底血流の著しい増加
でした。
ここでも血流の増加がキーワードになっています。
さらに若返りのツボで起きている現象は、白内障が治っていくことだけではありま
せんでした。

年齢と共に誰でも起こる足の小指の爪の退化、加齢と共に顕著になる毛髪の減少や、筋肉の衰えなどが、明らかに元に戻り若々しくなったのです。

若返りのツボによる明白な若返り現象のメカニズムはまだ判っていません。

ただ私が明白に体感していることは、冷えがなく、手足を中心にいつも温かいという実感です。頭寒足熱という言葉の通り、「20歳台でもこんな温かな経験をしていなかったな」という実感なのです。

この方法を日本中、いえ世界中の人々に伝えて、世界中の人々に不老長寿が実現することを、願っています。

ストレスフリーの研究に関して、私を中心とする研究チームの合言葉は「科学的」にでした。

7年間に及ぶストレスフリー療法の研究の成果は、すでに8編の科学ジャーナルへの論文の採択という結果に示されています。

今年もすでに2編の論文が科学ジャーナルに採択されています。その1編はストレスフリー療法によって、インターロイキン10が高位に発現することを証明したものです。人類の病気は圧倒的に慢性関節リウマチ、潰瘍性大腸炎などの自己免疫疾患や、アレルギー性鼻炎などのアレルギー疾患で占められています。インターロイキン10が発現すると、これらの病気の回復がなされることが判っているのです。

また、私たちはストレスフリー療法によって、私たちの体の免疫細胞が、2倍以上に活性化することも確認いたしました。（科学ジャーナル投稿準備中）

慢性関節リウマチで「あなたは一生歩けませんよ」と国立病院で宣告を受けながら、全くの健人になられて活動されている現実、胃癌やその他の末期癌から生還され病院で治癒の診断を受けた人々、糖尿病で左足を切断されなおインスリンを投与していた方が、何もなかったように健常になられていることに、私たちの研究の成果はきちんと説明ができるようになったのです。

病気の回復や若返りで起きている現象の実体は、ストレスによって低減していた血流を大幅に増やして、元の状態に戻すことだったのです。

このように私たちの古《いにしえ》からの夢であった不老長寿や若返りは、ストレスフリー療法による大幅な血流増幅によって成し遂げられることが判ってきました。

この本の出版を機に、たくさんの人々にストレスフリー療法が理解され、広がっていくことを願っています。

血流を増やせば健康になる

発行日　2018年3月1日　第1刷
発行日　2018年5月17日　第7刷

著者　了徳寺 健二
監修　奥村 康

本書プロジェクトチーム

編集統括	柿内尚文
編集担当	池田剛、堀田孝之
デザイン	菊池崇＋櫻井淳志（ドットスタジオ）
編集協力	山本誠志、小坂義生
制作協力	渡辺淳子、オリーブグリーン
校正	東京出版サービスセンター
営業統括	丸山敏生
営業担当	熊切絵理
営業	増尾友裕、池田孝一郎、石井耕平、戸田友里恵、大原桂子、矢部愛、綱脇愛、川西花苗、寺内未来子、櫻井恵子、吉村寿美子、田邊曜子、矢橋寛子、大村かおり、高垣真美、高垣知子、柏原由美、菊山清佳
プロモーション	山田美恵、浦野稚加
編集	小林英史、舘瑞恵、栗田亘、村上芳子、加藤紳一郎、中村悟志、大住兼正、千田真由、生越こずえ
講演・マネジメント事業	斎藤和佳、高間裕子
メディア開発	辺土名悟、中山景
マネジメント	坂下毅
発行人	高橋克佳

発行所　株式会社アスコム

〒105-0003
東京都港区西新橋2-23-1　3東洋海事ビル
編集部　TEL：03-5425-6627
営業部　TEL：03-5425-6626　FAX：03-5425-6770

印刷・製本　株式会社光邦

Printed in Japan ISBN 978-4-7762-0958-4